Dr. med. Hans Ewald

Akupunktur und Akupressur für jeden

Eine Anleitung in Bildern

VERLEGT BEI
KAISER

Akupunktur für jeden
Grafiken: Werner Dworschak, München
Fotos: Studio Peter Winkler, München

Akupressur für jeden
Grafiken: Rudolph Sempf
Fotos: Alexander Enger

Berechtigte Ausgabe für den Neuen Kaiser Verlag — Buch und Welt,
Hans Kaiser, Klagenfurt, mit Genehmigung der
Econ Verlag GmbH, Düsseldorf und Wien

Schutzumschlag: Volkmar Reiter
Reproduktion: Schlick KG, Graz
Druck: M. Theiss, Wolfsberg
Schrift: 12 Punkt Megaron
Bindearbeit: Kaiser, Klagenfurt

Inhalt

Vorwort

Akupunktur ist für alle da!

Lange bevor die Chinesen das Pulver ertanden, die Pockenschutzimpfung, das Papier, den Fingerabdruck und das Porzellan, die Seide und den Kompaß, entdeckten sie die Akupunktur. Die Methode ist mehr als 5000 Jahre alt! Sie stammt im wörtlichen Sinne aus der Steinzeit...

Keine zweite Heilweise kann auf eine ähnlich lange Geschichte zurückblicken, keine zweite auch auf vergleichbare Erfolge. Im Lauf der Jahrtausende ist die Akupunktur, von den Erfahrungen der einfachen Leute ausgehend, eine großartige medizinische Schule geworden. Natürlich läßt sich nicht alles, was in den zurückliegenden Geschichtsperioden praktiziert und gelehrt wurde, auch heute noch vertreten. Im großen und ganzen aber hat die Kunst der Akupunktur die wechselvollen Zeitläufe ohne Schaden überstanden. Therapeutische Ausschweifungen, wie sie in Europa gang und gäbe waren — man denke nur daran, daß Tausende von Patienten mit Quecksilber vergiftet oder durch den Aderlaß ausgeblutet wurden —, kannten die Chinesen nicht.

In allen Zeiten sind auch die Bestrebungen einzelner Heilkundiger gescheitert, die Akupunktur gleichsam zu „privatisieren". Die Kenntnisse über die richtigen Punkte, die Art und Dauer der Nadelung, ihre Heilanzeigen und die Kontraindikationen blieben immer Allgemeingut. Jeder Chinese, auch der an medizinischen Fragen kaum interessierte Gesunde, kannte ganz selbstverständlich mindestens ein Dutzend wirksamer Punkte, deren Beeinflussung leichte Krankheiten und Befindlichkeitsstörungen rasch besserte oder heilte. So ist es geblieben: Kenntnisse der Akupunktur werden auch derzeit in China jedermann vermittelt, schon den Kindern in den Schulen.

Akupunktur ist für alle da — diese, im Reich der Mitte ganz selbstverständliche Einstellung hat Mühe, sich im europäischen Kulturkreis durchzusetzen. Trotz des allgemeinen Interesses an der alten Heilweise werden im Abendland immer wieder Barrieren aufgerichtet, hinter denen bestimmte Akupunkturspezialisten ihre Kenntnisse und Erfahrungen verbergen.

Immer mehr europäische und amerikanische Ärzte berichten zwar von erstaunlichen Heilungen, von Schmerzfreiheit durch winzige Nadeln, von der Renaissance der chinesischen Volksmedizin; doch die Möglichkeiten, zumal der deutschen Patienten, von den Akupunkturerfahrungen der Chinesen zu profitieren, blieben bislang dürftig: nicht allzu viele

Ärzte beherrschen die Akupunktur. Dunkel und geheimnisvoll erscheinen die Regeln der alten Kunst.

In Wirklichkeit ist die Akupunktur eine einfache medizinische Methode, die jedermann lernen und anwenden kann. Wie das chinesische Beispiel und die erfolgreiche Geschichte der Akupunktur lehren, ist die Heilweise keine Sache für Spezialisten allein. In China ist die Selbstbehandlung ebenso verbreitet wie erfolgreich.

Dieses Buch will dem verantwortungsbewußten und gewissenhaften Leser Informationen an die Hand geben, die ihn in den Stand setzen, bei bestimmten Krankheiten sich selbst durch Akupunktur zu helfen. Dazu muß man nicht Medizin studiert haben. Bei der Akupunktur hat niemand ein Monopol, keiner den Stein der Weisen unter Verschluß.

München, Januar 1979
Dr. med. Hans Ewald

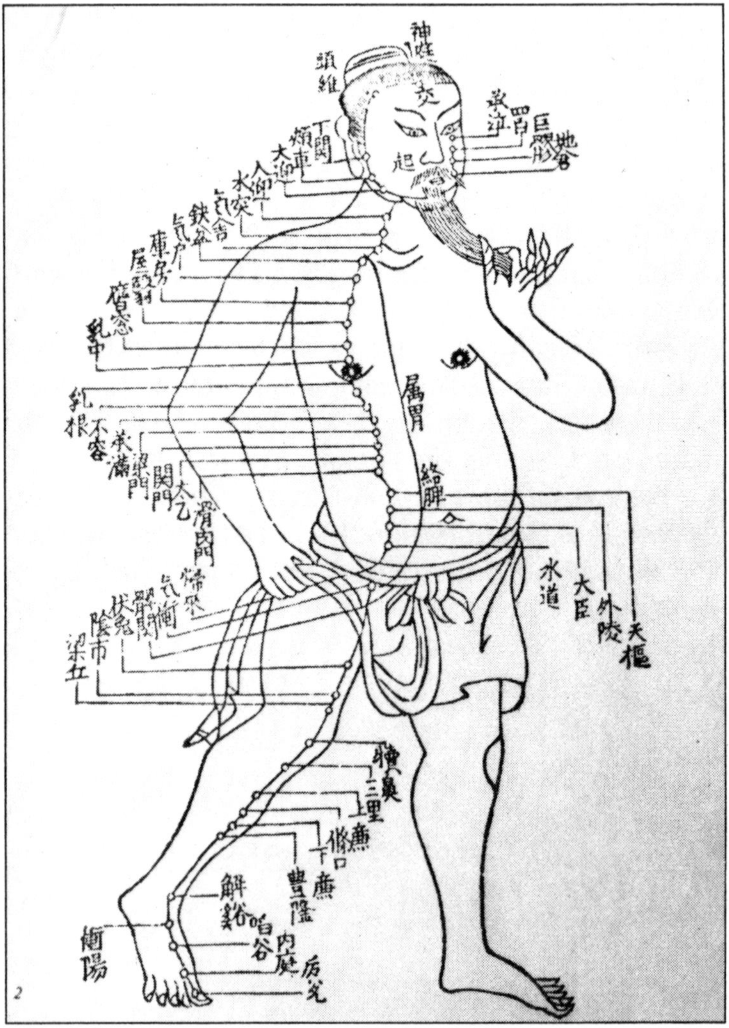

Seit 5000 Jahren heilt Akupunktur

Wie wirkt die Akupunktur?

„Ich habe", sagte der holländische Arzt Ten Rhyne, „das System der Akupunktur nicht verstanden." Er war einer der ersten europäischen Ärzte, die als Begleiter von Seefahrern und Kaufleuten im 17. Jahrhundert bis nach China vordrangen. Kein Wunder: auf den ersten Blick ist das System unverständlich, fast widersprüchlich. Es enthielt allerlei magische Bestandteile, vom Orakelknochen über den Bannspruch bis zur Beachtung des Standes der Gestirne. Sie waren Ausdruck der herrschenden Anschauung, daß der menschliche Organismus ein verkleinertes Abbild des Weltalls sei. Mensch und Natur, also Mikrokosmos und Makrokosmos, unterlagen danach den gleichen Gesetzen.

Die magischen Akzente der Akupunktur sind aufgegeben worden; nur sehr vereinzelt glauben Ärzte noch, mit Hilfe der Nadeln die Urenergie oder die beiden einander gegensätzlichen Strömungen Yin und Yang ins Gleichgewicht zu bringen. In China sind solche Vorstellungen seit der Revolution von 1949 verlassen.

Wenn es aber nicht die Urenergie ist, nicht Yin und Yang und natürlich auch nicht der Stand der

Gestirne, was entscheidet dann über Erfolg oder Mißerfolg der Akupunktur?

Bevor eine Antwort auf diese Frage versucht wird, muß erklärt werden, was die moderne Medizin unter Akupunktur versteht. Das Wort ist eine Schöpfung europäischer Ärzte. Es leitet sich aus den lateinischen Bezeichnungen für „Punkt" = „acus" und „stechen" = „pungere" ab. Die Chinesen nennen die Akupunktur „Tschen tschiu".

Definition der Akupunktur

Bei der Akupunktur handelt es sich um eine Heilmethode, die durch die wechselnde Beeinflussung genau festgelegter Hauptpunkte bestimmte Erkrankungen und Störungen menschlicher Organe und ihrer Funktionen bessert oder beseitigt. Diese Erfolge sind möglich, weil zwischen Haut und Organen bestimmte, seit langem bekannte Wechselwirkungen bestehen. So lassen sich durch verschiedene physikalische Behandlungsmethoden, zum Beispiel einen kalten Umschlag oder ein Heizkissen, innere Krankheitsvorgänge von der Körperdecke aus beeinflussen. Ähnlich kann man sich die Heilwirkung der Nadeln vorstellen. Die Deutsche Gesellschaft für Akupunktur erklärt: „Durch Einführen von feinen Nadeln in die Akupunkturpunkte kommen Heilreize zustande, die auf dem Nervenwege nach entfernten Körperstellen oder tiefer gelegenen Organen gelangen und dort eine Umstimmung herbeiführen."

Seit Anfang dieses Jahrhunderts sind bestimmte Zusammenhänge zwischen der Haut und den inneren Organen durch anatomische Studien gesichert. Der Londoner Nervenarzt Henry Head konnte nachweisen, daß die schmerzleitenden Nerven der Haut aus demselben Rückenmarksabschnitt entspringen wie die Nerven, welche zu erkrankten inneren Organen führen. Seither weiß man, daß die „Headschen Zonen" als Projektionsfelder des Schmerzes beachtet werden müssen.

Die bekannten und millionenfach bewährten Akupunkturstichstellen decken sich freilich nicht mit den Headschen Zonen.

Die Lehre von den Meridianen

Seit langer Zeit weiß man, daß die Akupunkturpunkte auf bestimmten Leitlinien, den „Meridianen" angeordnet sind. Alle diese Meridiane sind symmetrisch nachweisbar, das heißt, daß jede Körperhälfte gleich viel Akupunkturstichstellen aufweist. Nach hergebrachten Anschauungen gibt es zwölf Hauptmeridiane, zwölf Nebenmeridiane und acht Sondermeridiane.

Insgesamt sind mittlerweile mehr als 1100 wirksame Akupunkturstichstellen bekannt. Viele von ihnen liegen an Punkten, die seit Jahrtausenden bekannt sind.

Nicht jedem Punkt und jedem Meridian kommt die gleiche Bedeutung zu. Neuere Forschungen haben gezeigt, daß es insgesamt fünf Punktarten unterschiedlicher Bedeutung gibt:

° Am Anfang und am Ende eines jeden Meridians liegen „Harmonisierungspunkte"; ihre Beeinflussung gleicht gestörte Organfunktionen aus, die der jeweiligen Leitlinie zugeordnet werden.
° Energie und Aktivität eines Organs wird verstärkt durch die Beeinflussung des „Anregungspunktes"; pro Leitlinie gibt es einen Anregungspunkt, der besonders auf Goldnadeln anspricht.
° Soll ein Organ beruhigt oder gedämpft werden, wird der „Beruhigungspunkt" genadelt; jeder Meridian hat einen dieser Punkte.
° „Spezialpunkte" sind solche Hautpunkte, die meist keinen Zusammenhang mit den bekannten Leitlinien zeigen; Spezialpunkte haben sich vielfach bei der Behandlung moderner Zivilisationsleiden bewährt.
° „Alarm"- oder „Mu"-Punkte nennt man solche, die diagnostisch wichtige Hinweise auf Erkrankungen des betreffenden Organs geben; sie sind hochschmerzhaft bei Erkrankung.

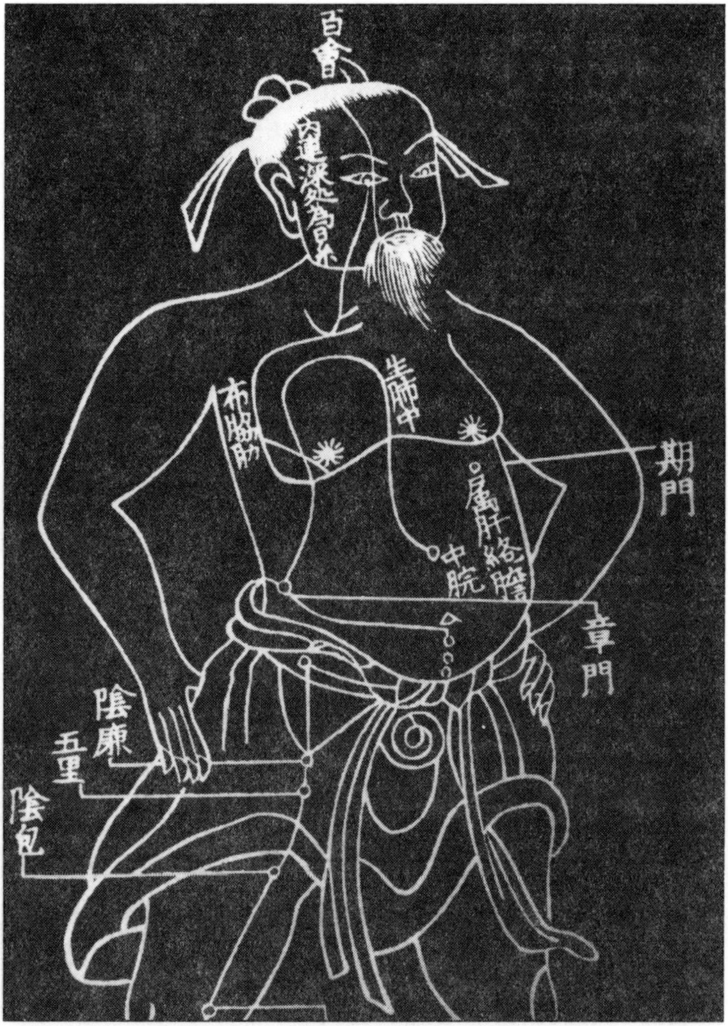

Alte chinesische Darstellung der Akupunkturstellen

Gold, Silber, Stahl

Die unterschiedliche Wirkung verschiedener Metalle war lange Zeit ein wichtiges Thema der Akupunkturforschung. Inzwischen hat sich herausgestellt, daß den drei verwendeten Metallen — Gold, Silber, Stahl — keine Ausschließlichkeitswirkungen zukommen. Das heißt, ein Punkt, der irrtümlich durch eine Silber- statt eine Stahlnadel beeinflußt wird, läßt den Organismus nicht etwa mit einer Verschlechterung des Krankheitszustandes reagieren. Wichtig ist vielmehr, den fraglichen Hautpunkt möglichst präzise zu treffen. Hierzu stehen neuerdings elektronische Meßgeräte zur Verfügung, doch davon später.

Der Not gehorchend haben die Chinesen in den letzten Jahrzehnten vornehmlich Stahlnadeln angewendet. Zu ihrer eigenen Überraschung erwies sich dabei, daß die erwünschten Wirkungen durchaus eintraten, also nicht an Gold oder Silber gebunden sind.

Es ist jedoch kein Fehler, sich an folgende Regel zu halten:

- Harmonisierung mit Stahl,
- Anregung mit Gold,
- Beruhigung mit Silber.

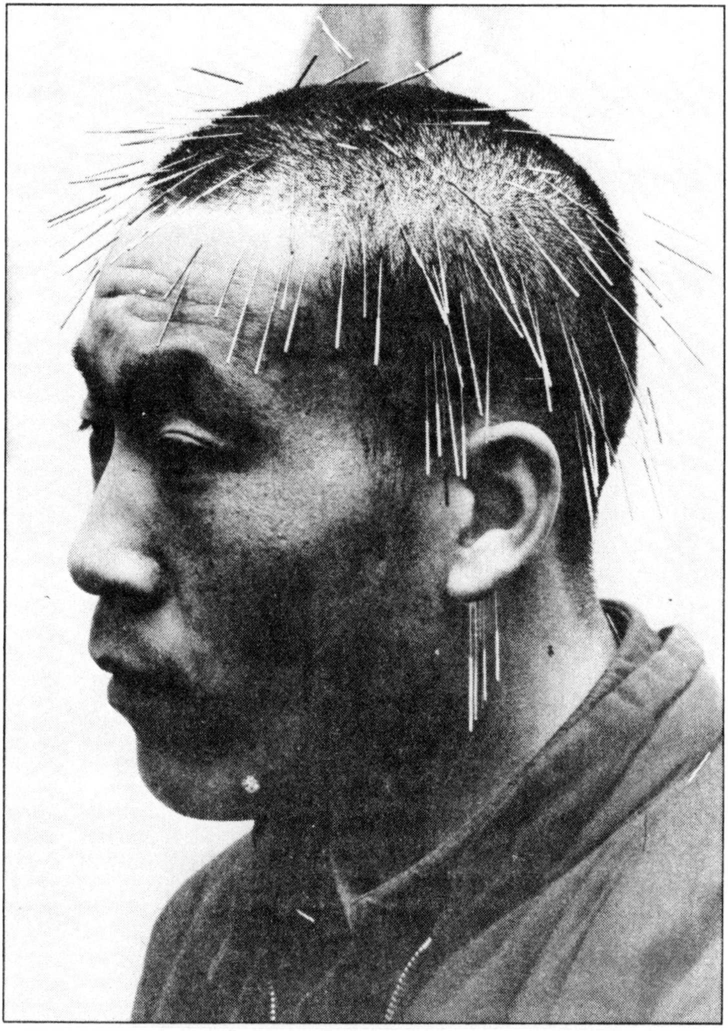

So wurde vor 20 Jahren akupunktiert

Bei den Spezial- und den Alarmpunkten richtet sich die Art der Nadel nach dem Einzelfall. Es sollte stets mit Stahl begonnen werden.

Der Fortschritt ist unaufhaltsam

Ein Blick auf den Kopf des leidgeprüften Chinesen (siehe Abbildung Seite 17) beweist, daß wir es weit gebracht haben. Bei dieser Art von Nadelbehandlung kommt dem Betrachter unwillkürlich die Idee, daß die Therapie möglicherweise schmerzhafter als die Krankheit sei. Es ist als ein großer therapeutischer Fortschritt zu werten, daß es in den letzten Jahren gelungen ist, die Zahl der Nadeln, die bei einer Behandlung verwendet werden, deutlich zu vermindern. Kein Akupunkteur setzt heute mehr als vier, höchstens sechs Nadeln. Die Chinesen, an deren Beispiel sich die anderen Ärzte weltweit orientieren, haben die Zahl der Nadeln bei nahezu allen Krankheitsbehandlungen auf zwei, manchmal bereits auf eine vermindern können.

Solche Fortschritte werden möglich, weil in verschiedenen Städten, darunter Peking und Shanghai, Forschungsinstitute für Akupunktur bestehen, die alle Erfahrungen sammeln. Die Institute wurden Anfang der fünfziger Jahre gegründet und befassen sich außer mit der Akupunktur mit den anderen Heilweisen der chinesischen Volksmedizin. Besonders verlockend schien eine Synthese der

Akupunktur mit den Methoden der westlichen Medizin.

Diese Synthese hat zwei große Erfolge gezeitigt, die zur weltweiten Renaissance der Akupunktur Erhebliches beigetragen haben: 1. wurde entdeckt, daß mit Hilfe von Nadeln Schmerzfreiheit bei großen und größten Operationen möglich ist; 2. fand man, daß am äußeren Ohr mehrere Akupunkturpunkte liegen, die bisher niemand beachtet hatte. Heute spielt beides in der Akupunktur eine große Rolle.

Narkose durch die Nadeln

Die Entdeckung „zentraler Betäubungspunkte" hat das Bild der Akupunktur in den letzten Jahren sehr gewandelt. Während noch vor 20 Jahren Kopfschmerzen mit Dutzenden, gelegentlich bis zu 100 Nadeln bekämpft wurden, reicht dafür heute eine einzige aus. Noch vor einigen Jahren wurde auch bei der für Operationen notwendigen Schmerzfreiheit mit einer großen Zahl von Nadeln hantiert. Bis zu vier Krankenschwestern gleichzeitig drehten die in den Körper des Patienten gestochenen Nadeln. Bei der Entfernung einer Lunge waren bis zu 100 erforderlich.

Auch bei großen Eingriffen, darunter der Entfernung eines Lungenflügels oder gar der Operation am offenen Herzen, reichen heute zwei bis vier Nadeln zur Erzielung der Schmerzfreiheit aus. Je nach dem Ort des chirurgischen Eingriffs variiert der Sitz der Nadeln. Bei gynäkologischen Operationen erscheint die Schmerzfreiheit am leichtesten erreichbar, wenn die Nadeln in den Großzeh eingestochen werden. Bei der Eröffnung des Brustkorbs hingegen empfiehlt sich nach Ansicht der chinesischen Ärzte eine Anästhesie durch Akupunktur im Bereich der Unterarme.

Laser und Elektrizität

Die drei genannten Entwicklungen — als erstes die Verminderung der bei erfolgreichen Behandlungen nötigen Anzahl von Nadeln; als zweites die Entdeckung neuer Akupunkturstellen; unter anderem am äußeren Ohr; als drittes die Verwendung der alten Heilweise zur Betäubung bei Operationen — geben die Basis dafür ab, daß Kenntnisse der Akupunktur heute widerspruchsfrei und leicht an Millionen zu vermitteln sind. Solange die Nadelkunst eine höchst komplizierte Heilweise war, mußte sich, wer Erfolg haben wollte, oft jahrelang mit der Kombination bestimmter Stichstellen befassen. Dem Einfluß der medizinischen Laien war es zu verdanken, daß die Spezialisten von der Kompliziertheit zur Einfachheit zurückfanden. Das Volk nämlich, das unterschiedliche Krankheiten und Beschwerden von alters her durch einfache Nadelung unter Kontrolle brachte, hat an dem Übermaß nie tätig teilgehabt — zu Recht, wie sich nunmehr erweist.

Zwei weitere Entwicklungen, nämlich die Anwendung der Elektrizität im Rahmen der Akupunktur und die der energiereichen Strahlung, des „Lasers“, stehen noch am Anfang. Die Elektro-Akupunktur wird in der klinischen Behandlung in chinesischen Krankenhäusern vor allen Dingen bei schweren Fällen und für die Narkose eingesetzt. Dabei werden die Nadeln mit einem Schwachstromgeber verbunden. Die Wirkung scheint desto intensiver zu sein, je höher die Frequenz des benutzten Stromes ist.

Bei der Behandlung mit Laserstrahlen dringen diese drei bis zehn Millimeter tief in die Haut ein. Das ist schmerzlos. Die Abbildung Seite 23 zeigt am Modell, wie ein Laser-Therapiegerät, in diesem Fall das „akuplas“ der Firma Messerschmidt-Bölkow-Blohm, gehandhabt wird.

Beim „akuplas“ wird ein ein Millimeter breiter Laserstrahl, den eine von Siemens entwickelte Laserröhre liefert, über eine Glasfaser zum Endstück in der Hand des Arztes geleitet. Die Entwicklung solcher Behandlungsmethoden ist noch nicht abgeschlossen. Wegen der möglichen Komplikationen (und auch wegen des hohen Anschaffungspreises der Lasergeräte) eignet sich diese Variante der Akupunkturtherapie vorerst nicht für die Selbstbehandlung.

Was die Chinesen sagen

So alt die Akupunktur auch ist, so faszinierend ihre Geschichte und ihre Erfolge — es handelt sich bei dieser Heilweise dennoch nicht um ein statisches Gebäude, unwandelbar und festgefügt. Vieles ist im Fluß, die auf den vorangegangenen Seiten angeführten Fakten beweisen es. Manches harrt noch der Erklärung. Vor allem eines: wie die Akupunktur wirklich wirkt. Im Körper fließt keine Urenergie, die nicht sichtbar, nicht meßbar und auf keine noch so differenzierte Weise darzustellen ist. Im menschlichen Körper herrscht auch kein Gleichgewicht zwischen zwei verschiedenen Strömungen, deren Energie abgeleitet werden müßte. Noch ist es den chinesischen Ärzten trotz intensiver Forschungen nicht gelungen, herauszufinden, auf welchen biologischen Grundlagen die Akupunktur basiert. Fragt man erfahrene chinesische Ärzte danach, so antworten sie: „Wir wissen es nicht. Wir wissen nur, daß die Akupunktur hilft."

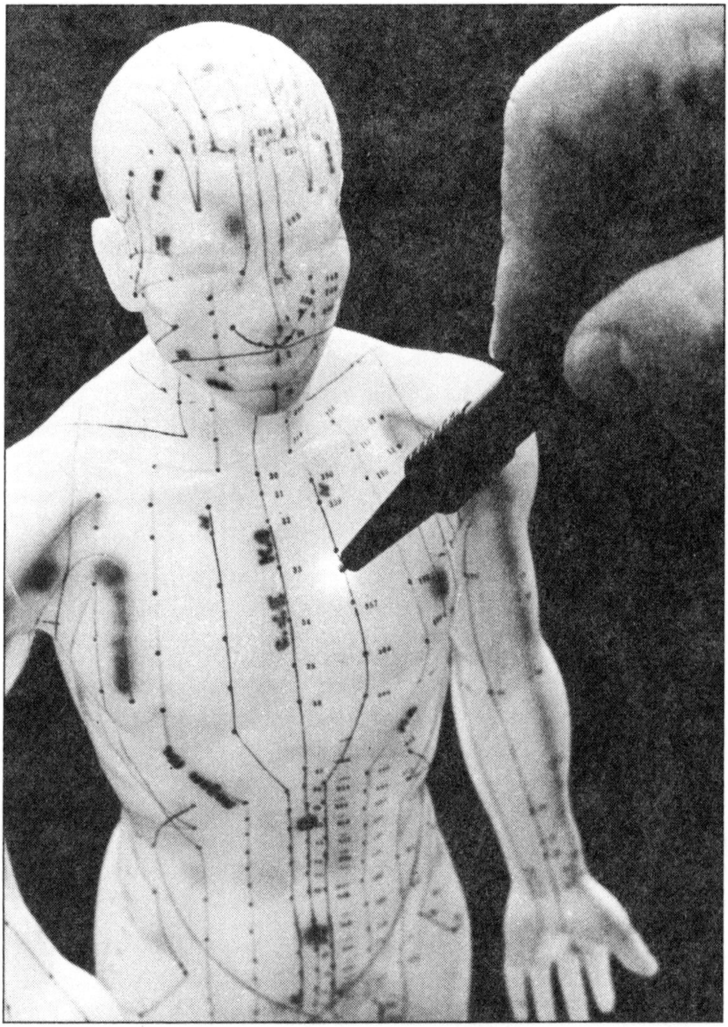

Akupunktur mit Laserstrahlen

Das Prinzip der Selbstbehandlung

Viele Ärzte glauben, daß sie die einzige Alternative im Falle einer Krankheit sind. Spötter haben das eine „berufsspezifische Illusion" genannt. Denn die Wirklichkeit sieht anders aus. Von hundert Patienten suchen nur ungefähr dreißig den Rat des Arztes. Die große Mehrheit, etwa zwei Drittel der Erkrankten, behandelt sich entweder selbst, läßt sich durch medizinische Laien kurieren oder vertraut darauf, daß die Krankheit von allein vergehen wird. Selbstbehandlung ist also etwas ganz Alltägliches...

Sie ist lediglich in den letzten 150 Jahren, also seit es eine „wissenschaftliche Medizin" im strengen Sinne erst gibt, von eben diesen Medizinern abgelehnt worden. Die an den Hochschulen erzogenen Ärzte hoffen ganz allgemein, daß jegliche Krankheit und gar der Tod eines Tages völlig besiegt werden könnten, vorausgesetzt: die Patienten machen, was die Ärzte sagen.

Viele Fortschritte der modernen Medizin schienen dieser Anschauung rechtzugeben. Jedes Jahrzehnt der Entwicklung brachte einen anderen Silberstreifen am Horizont: einmal waren es die modernen Operationstechniken, ein anderes Mal die Entdekkung der keimtötenden Medikamente wie Penicillin.

Pocken, Pest und Cholera wurden besiegt, das Kindbett verlor seinen Schrecken. Die schweren Infektionskrankheiten kamen unter Kontrolle. Und manches moderne Arzneimittel machte Wunder gleichsam alltäglich.

Und dennoch: Die Menschen sind heutzutage nicht gesünder als vor 10, 20 oder 50 Jahren. Die Zahl der chronisch Kranken nimmt zu, die Lebenserwartung der Männer und Frauen fällt neuerdings sogar. Den Kampf mit den wachsenden Gefahren hat die Medizin nicht gewonnen. Eher scheint es so, als verliere sie ihn.

Was tun? Was tun!

Niemand käme auf die Idee, einem Zuckerkranken Vorwürfe dafür zu machen, daß er sich täglich sein Insulin selber spritzt. Ganz im Gegenteil! Kein Mensch nimmt an, daß eine Tablette vielleicht deshalb nicht wirkt, weil sie der Patient eigenhändig aus der Verpackung genommen, geschluckt und heruntergespült hat. Wer behaupten würde, daß eine keimtötende Salbe nur hilft, wenn sie der Doktor höchstpersönlich auf die Wunde aufträgt, der machte sich lächerlich. Kurz: Erfolg oder Mißerfolg einer bestimmten Behandlungsmethode sind nicht davon abhängig, wer die Behandlung vornimmt. Allein entscheidend ist: man muß es können!

Der Zuckerkranke, der nicht weiß, wieviel Insulin

er in die Spritze aufziehen muß; der Hautpatient, der die Salbe irgendwohin, nur eben nicht auf die erkrankte Stelle, schmiert; der Tablettenschlucker, der seine Arznei zur falschen Stunde und in der falschen Dosierung nimmt — solche Verhaltensweisen bewirken den Mißerfolg, doch sind sie nicht zwangsläufig mit einer bestimmten Berufsausbildung kombiniert. Sowenig der Arzt immer Erfolg hat, sowenig hat der Kranke zwangsläufig Mißerfolge bei seinen Bemühungen. Es kommt alles auf den Stand der Kenntnisse, auf die gewissenhafte und solide Beherrschung der jeweiligen Behandlungstechnik an. Beim Insulin spritzenden Zuckerkranken nicht anders als beim Hautpatienten und bei dem Kranken, der sich selbst durch Akupunktur helfen will.

Daß „die Akupunktur ausschließlich in die Hand des Arztes mit gründlichen Kenntnissen und ausreichenden praktischen Erfahrungen" gehört — wie dies die Bundesärztekammer annimmt —, ist falsch. Denn warum sollte nicht auch jemand, der nicht Medizin studiert hat, „gründliche Kenntnisse und ausreichende praktische Erfahrungen" in der Akupunktur erwerben können? Den Chinesen gelingt dies doch auch! Im übrigen: die gleichen Ärzte, die für Europa ein Monopol fordern, sind auf ihren Chinareisen immer wieder begeistert davon, wenn sie sehen, wie einfache Leute sich mit Hilfe der Akupunktur Beschwerdefreiheit verschaffen.

Jeder muß die Grenzen kennen

Natürlich ist es illusionär zu glauben, daß man innerhalb kurzer Zeit oder durch die Lektüre eines einzigen Fachbuches in die Lage versetzt wäre, die Akupunktur in allen ihren Wirkungsmöglichkeiten zu beherrschen. Davon kann keine Rede sein. Selbst erfahrene chinesische Ärzte trauen sich nicht zu, die mehr als tausend Punkte ohne Ausnahme richtig zu beeinflussen. Immer konzentrieren sie sich auf eine bestimmte, mehr oder minder große Zahl von Akupunkturstellen. Jeder sammelt da seine eigenen Erfahrungen.

Und eben dies muß auch Leitschnur für alle jene sein, die unter europäischen Lebensbedingungen sich die alte chinesische Heilweise zunutze machen wollen. Es ist leichtfertig und womöglich gefährlich, die eigenen Grenzen zu mißachten. Bei der Anwendung der Akupunktur kommt es für studierte Ärzte ebenso wie für interessierte medizinische Laien darauf an, sich vom Einfachen zum Komplizierten voranzutasten, Erfahrungen zu sammeln und die eigenen Grenzen in jeder Situation im Auge zu behalten.

Aber eben das ist ja das Wesen der Selbstbehandlung! Niemand, der sich selber helfen will, leidet gleichzeitig an mehreren Dutzend Krankheiten. Meist steht eine einzige Beschwerde im Mittelpunkt der therapeutischen Bemühungen — und das ist gut so. Denn die Konzentration auf eine Krankheit und ihre Behandlung verhilft zum Erfolg.

Weil die Akupunktur ja keine „Glaubenssache" ist, sondern ein lernbares medizinisches Verfahren, sind die Ergebnisse der besonnenen Selbstbehandlung oft besser als die der Fremdtherapie. Keiner kennt den Körper so gut wie der Patient selbst. Keiner spürt Verschlechterungen und Besserungen so präzise wie der Betroffene. Wer den richtigen Punkt in der richtigen Weise trifft, der kann sich darauf verlassen, daß die gewünschte Wirkung auch eintritt.

Wie ist die Rechtslage?

Die Rechtslage ist ganz eindeutig: Jeder hat das Recht, sich selbst zu behandeln. Weder der Staat noch die Ärzte, auch nicht die Angehörigen, können einen mündigen Erwachsenen zu einer bestimmten Behandlung zwingen oder ihn daran hindern. Eine Behandlungspflicht in bestimmter Weise gibt es nur bei Geschlechtskrankheiten. Selbst ein Typhuskranker, ein Tuberkulöser oder auch ein Krebspatient muß die Behandlung mit bestimmten Medikamenten nicht dulden. Natürlich wird ein vernünftiger Patient sein Recht auf Selbstbestimmung nicht so auslegen, daß es ihm zum Schaden gereicht. Andererseits sind der Fremdbestimmung ebensolche Vernunftgrenzen gesetzt: Wer sicher sein kann, daß die Diagnose zutrifft, dessen gutes Recht ist es, über die einzuschlagende Behandlung selbst zu bestimmen.

Wann Akupunktur hilft . . . und wann nicht

Wer eine medizinische Heilmethode überschätzt, wer sie gar zur „einzigen“, zur „alleinseligmachenden“ Heilweise stilisiert, der programmiert den Mißerfolg.

° Akupunktur hilft nicht bei jeder Krankheit, nicht zu jeder Zeit und nicht bei jedem Patienten!

Selbst in China, wo die meisten Erfahrungen vorliegen, hat Akupunktur andere Behandlungsmethoden keineswegs völlig überflüssig gemacht. Es erweist sich vielmehr:

° Akupunktur lindert und heilt vor allem jene Leiden, die durch Fehlfunktionen des Nervensystems bedingt sind.

Gegen Krebs und schwere organische Krankheiten ist Akupunktur hilflos. Manchmal gelingt es, die begleitenden Symptome wie Schmerzen und Funktionsstörungen zu lindern, an der Ursache der Erkrankungen vermag die Nadelung jedoch nichts zu ändern.

Die Nadeln

Wie archäologische Funde beweisen, bestanden die Akupunkturnadeln anfänglich aus Stein. Als die Metallgewinnung fortgeschritten war, verwendete man Akupunkturnadeln aus Kupfer, später aus Eisen, Gold, Silber und Stahl. Amerikanische Akupunkteure legen Wert auf Platin. Wie stark aber oder wie schwach der durch die Nadel gesetzte Reiz ist, das ist weniger abhängig vom Material als vielmehr von der Führung der Nadeln, ihrer Einstichtiefe und — vor allem! — von der richtigen Plazierung.

Wer sich selbst behandeln will, der braucht eine „Grundausstattung": Sie besteht aus insgesamt sechs Nadeln, und zwar je einer großen und einer kleinen Gold-, einer großen und einer kleinen Silber- und einer großen und einer kleinen Stahlnadel.

Die Grundausstattung

„Groß" und „klein" sind dabei naturgemäß relative Begriffe. Die „große" Körpernadel, von der hier die Rede ist, hat eine Länge von 32 Millimeter, die „kleine" Körpernadel eine von nur 21 Millimeter. Die Abbildung Seite 33 zeigt die Grundausstattung im Vergleich zur Größe eines Streichholzes.

Diese Nadeln werden aus Hartgold, Hartsilberlegierung und Edelstahl hergestellt. Sie haben eine scharfe Spitze und sind so stabil, daß sie sich bei dem üblichen Einpreßdruck nicht verformen. Es ist bereits erläutert worden, wann die unterschiedlichen Metalle in ihr Recht treten: zur Anregung Gold, zur Beruhigung Silber, zur Harmonisierung Stahl.

Die anderen Nadeln

Spezialisten der Akupunktur benötigen für bestimmte Indikationen bestimmte Nadeln, die jedoch zur Selbstakupunktur nicht benötigt werden. Von Nutzen sind anfänglich nur zwei weitere Nadelarten, nämlich die „Gesichtsnadeln“ und die „Japan-Nadeln“.

Bei den Gesichtsnadeln, die in allen drei Metallarten gefertigt werden, handelt es sich um besonders zarte Nadeln. Es hat sich erwiesen, daß die Beeinflussung der im Bereich des Gesichts liegenden Akupunkturpunkte eine zarte Nadelung erforderlich macht. Gesichtsnadeln haben im allgemeinen eine Länge von 25 Millimetern.

Auch die „Japan-Nadeln“ weisen einen im Verhältnis zu den herkömmlichen Körpernadeln ungewöhnlich schmalen Schaft aus. Sie sind auch länger als üblich, nämlich meist 42 Millimeter. Es gibt sie in allen drei Metallarten. Um bei der Einführung in die Haut ein Verbiegen der Nadel zu vermeiden und

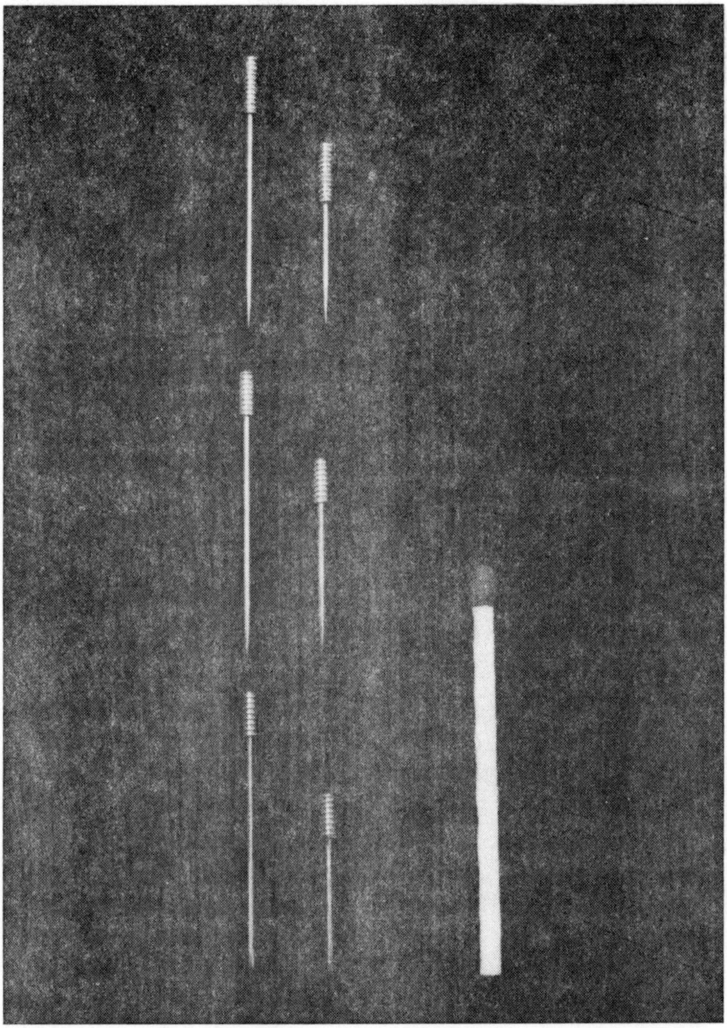

Die Grundausstattung — sechs Körpernadeln aus Gold, Silber und Stahl

gleichzeitig den gewünschten Punkt präzise zu treffen, werden die Japan-Nadeln mit Führungsrohren benutzt. Das sind Metallhülsen, durch die die Nadel geschoben wird.

Die Nadeln sind im Fachhandel erhältlich.*

Wie man die Nadeln aufbewahrt

Es besteht eine verbreitete Scheu davor, durch die Nadeln Infektionen zu übertragen. Bei sachgemäßer Lagerung und Keimfreimachung (Sterilisation) ist diese Gefahr nicht gegeben. Auf Metallen können Keime nur schwer wachsen. Durch einfache Vorrichtungen läßt sich die Gefahr solchen unerwünschten Erregerbefalls weiter vermindern.

Im Normalfall wird man seine Nadeln gemeinsam in einem Aufbewahrungsgefäß oder einem Taschenetui lagern.

Die frühere Meinung, daß die Metalle sich bei Berührung ihrer Wirkung berauben, ist durch ausgedehnte Untersuchungen widerlegt. Man braucht keine Sorge zu haben, daß dies geschieht. Um die Spitzen oder Nadeln vor Biegung zu schützen, kann man jedoch den Nadeln die im Fachhandel erhältlichen Schutzhüllen überstreifen.

* Ich empfehle den „Akupunktur-Service", Sommerau 5, 8311 Gerzen. Von dort kann sowohl die Grundausstattung — insgesamt sechs Nadeln zum Preis von 36 DM — als auch anderes Akupunkturgerät auf dem Postweg bezogen werden.

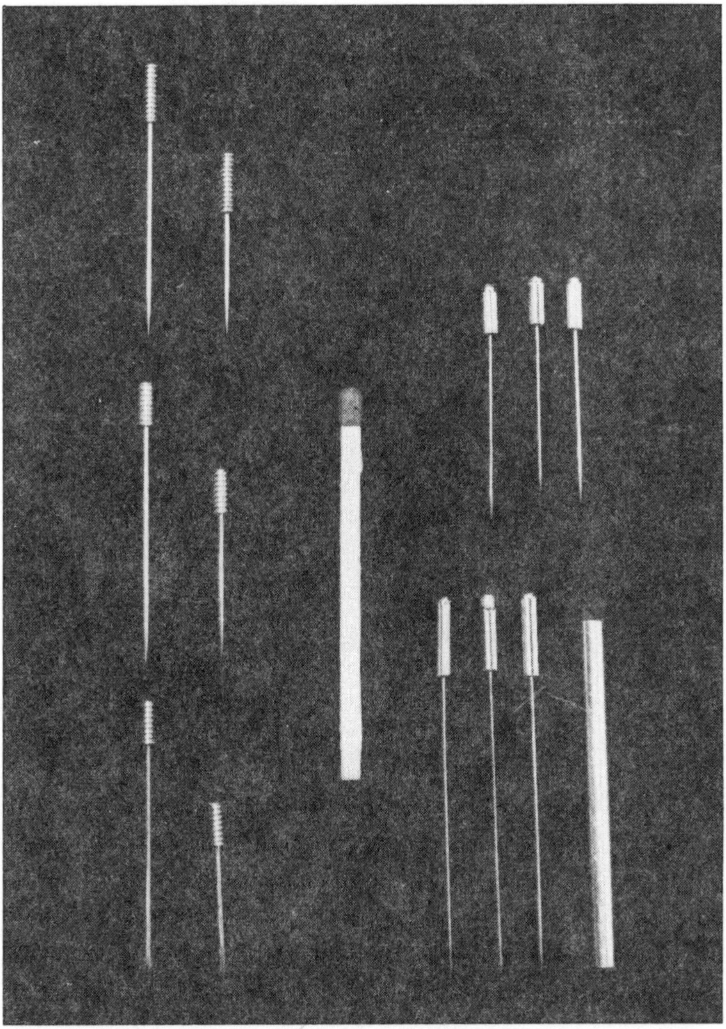

Größenvergleich der Körpernadeln (links), der Gesichtsnadeln (rechts oben) und der 42 Millimeter langen Japan-Nadeln samt Führungsrohr (rechts unten)

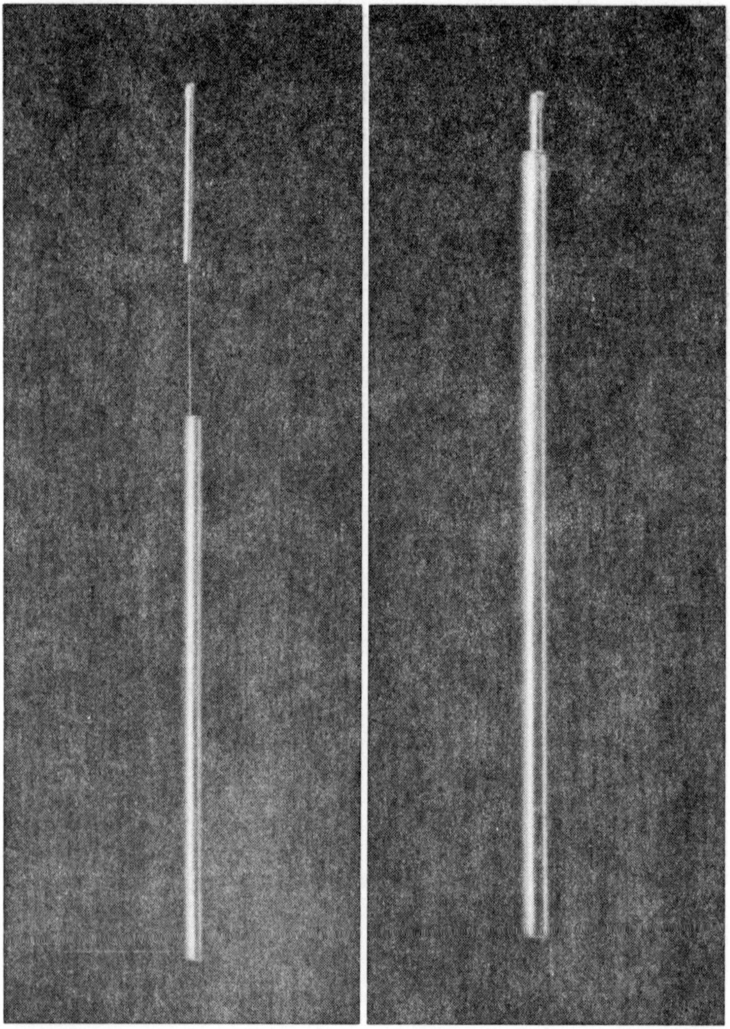

58 Millimeter lange Japan-Nadeln mit Führungsrohr, bei und nach der Einführung

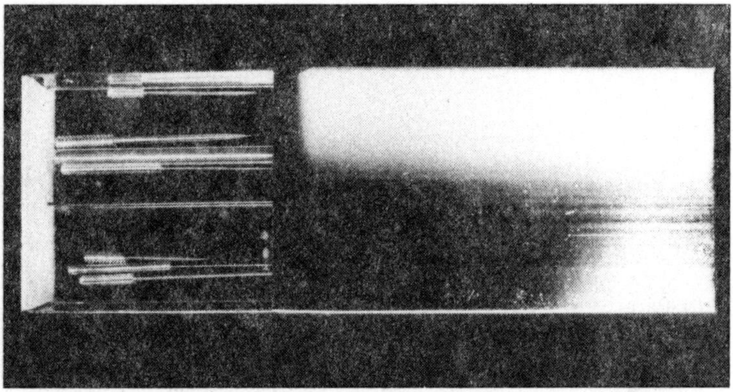

Verchromtes Taschenetui zur Lagerung der Akupunkturnadeln

Grundsätzlich sollte jede Nadel nach Gebrauch keimfrei gemacht werden. Am leichtesten ist dies möglich, indem man die Nadeln etwa zehn Minuten in kochendes Wasser legt. Dadurch werden die Bakterien abgetötet. Viren hingegen überstehen kochendes Wasser und lassen sich nur durch eine Dampfdrucksterilisation vernichten. Solcher Aufwand ist naturgemäß nur dann angezeigt, wenn mehrere Menschen mit der gleichen Nadel hintereinander behandelt werden. Doch dies sollte man ohnehin vermeiden!

Die Selbstbehandlung läuft darauf hinaus, die gleichen Nadeln am gleichen Patienten in die gleichen Akupunkturstellen zu stechen — das birgt hinsichtlich möglicher Krankheitserreger keine nennenswerten Risiken. Selbstverständlich wird man die in Frage kommenden Hautregionen vor der Akupunktur mit Wasser und Seife säubern. Die in Amerika übliche Betupfung mit Alkohol zwecks Desinfektion ist nicht zwingend erforderlich.

Wann man nicht nadeln darf

Bei jeder medizinischen Methode gibt es Gegenanzeigen („Kontraindikationen"). Darunter versteht man die Gründe, welche gegen die Anwendung des Verfahrens sprechen. Nach chinesischen Erfahrungen ist es nicht angebracht, Kinder, die jünger als zwölf Jahre sind, zu nadeln. In solchen Fällen bewährt sich die Akupressur, die Beeinflussung der Punkte durch Fingerdruck.

Die Nadelung wird häufig auch von Schwangeren nicht gut vertragen. Sie sollte deshalb während dieser neun Monate unterbleiben. Darüber hinaus hat sich erwiesen, daß nach therapeutischen Röntgenbestrahlungen, zum Beispiel der Behandlung einer Geschwulst, die Akupunktur für die Dauer von ungefähr sechs Monaten nicht gut vertragen wird. Dagegen ist die gewöhnliche Röntgenuntersuchung zu diagnostischen Zwecken keine Kontraindikation einer Akupunkturbehandlung. Je nach den individuellen Gegebenheiten bleibt die Nadelung mehr oder minder ohne Erfolg, sofern eine intensive Kneipp- oder Bäderkur weniger als sechs Wochen zurückliegt.

Abgesehen von diesen Kontraindikationen kann Akupunktur stets angewendet werden, auch in Kombination mit herkömmlichen Behandlungsverfahren wie Arzneimittelgabe, Spritzenbehandlung oder Operationen. Die Akupunktur ist geeignet, die unangenehmen Begleitsymptome der Krankheit — Schmerz, eingeschränkte Funktion, Leidensgefühl — rasch zu lindern.

Die Stichtiefe

Bei der Akupunktur ist es keineswegs so, daß ein tiefer Stich viel hilft, ein oberflächlicher hingegen nur wenig. Ganz im Gegenteil! Die Punkte werden dann optimal beeinflußt, wenn die Einstichtiefe zwischen zwei und höchstens acht Millimeter liegt. Nur in ganz besonderen Fällen, die für die Selbstbehandlung keine Bedeutung haben, zum Beispiel bei Akupunkturnarkose, muß die Nadel tiefer eingeführt werden, weil einige der zentralen Schmerzpunkte tief im Gewebe lokalisiert sind. Solche tiefe Nadelung ist stets Sache des Spezialisten.

Bei der oberflächlichen, aber präzisen Nadelung tritt kein Blut aus, weil in der Oberhaut keine Blutgefäße verlaufen. Es kann auch kein größerer Nerv getroffen werden, denn auch diese liegen in den tieferen Gewebeschichten. Die Akupunkturpunkte liegen im übrigen weder über Blutgefäßen, noch sind sie dem Verlauf der Hauptnervenbahnen zugeordnet. Der Akupunkteur sticht deshalb niemals in ein Blutgefäß. Sollte dies wider Erwarten dennoch geschehen, so ist die Nadel herauszuziehen und die Einstichstelle für 60 Sekunden mit einem sauberen Taschentuch zu komprimieren.

Die Stichrichtung

Die hierfür aufgestellten und seit langem bewährten Regeln sind einfach zu merken: An Armen und Beinen bildet die Nadel zur Haut einen senkrechten Winkel. An Füßen und Händen beträgt er somit 90 Grad. Die Körperpunkte nadelt man, sofern nicht anders angegeben, mit einem Winkel von 45 Grad. Im Bereich des Gesichts sind — unter Verwendung der Gesichtsnadeln! — Winkel zwischen 12 und 15 Grad wünschenswert. Die Nadel ragt also niemals senkrecht aus der Haut hervor, sie liegt eher gleichsam an. Auf den Abbildungen dieses Buches ist jeweils der Einstichwinkel zu erkennen.

Der Einstich der Nadel ist nicht besonders schmerzhaft. Gelegentlich kommt es vor, daß überhaupt keine Schmerzempfindung wahrgenommen wird. Weder eine Schmerzempfindung noch ihr

Fehlen sind ein Beweis dafür, daß man den Punkt präzise getroffen hat. Die Lage des Punktes ist vielmehr von den anatomischen Gegebenheiten (und nicht von der Schmerzwahrnehmung) abhängig. Durch die Messung des elektrischen Hautwiderstandes, worüber noch berichtet wird, ist mittlerweile die millimetergenaue Ortung der Akupunkturpunkte möglich geworden. Man präge sich ein:

° Akupunkturstellen liegen niemals über Blutgefäßen oder Sehnen!

Die Dauer der Nadelung

Sie ist abhängig von der Art des beeinflußten Punktes, ob also ein Anregungs-, ein Harmonisierungs- oder ein Beruhigungspunkt beeinflußt wird. Die Dauer der Nadelung richtet sich ferner nach Art und Schwere der Krankheit sowie nach individuellen Gegebenheiten. Im allgemeinen sollte sie zehn Sekunden nicht unterschreiten und zwei Minuten nicht überschreiten.

Die Nadelung der Anregungspunkte, die eine Organfunktion kräftigen, mithin in Richtung Aktivierung zielen, zeigt bei einer Behandlungsdauer von zehn Sekunden den besten Erfolg. Harmonisierungspunkte beeinflußt man rund 20 Sekunden lang. Sie stellen die Koordination und den Gleichklang mehrerer Organfunktionen wieder her. Bis zu 30

Sekunden sollte die Nadelung der Beruhigungspunkte dauern. Das wirkt dämpfend und beruhigend auf gesteigerte Organfunktionen und den gestörten Wechsel von Anspannung und Entspannung, Arbeit und Ruhe.

Bei chronischen Erkrankungen wird die Nadel länger liegen gelassen. Hier sind zwei Minuten angezeigt. Noch größere Zeiten bewirken jedoch keine weitere Verbesserung der Therapie. Bei sehr hartnäckigen Beschwerden haben sich vielmehr zwei andere Verfahren bewährt: Das eine besteht darin, die Nadel an ihrem Kopf vorsichtig zu drehen. Das andere Verfahren nennen die Chinesen „Vogelpicken". Dabei wird die Nadel rasch auf und ab bewegt, jedoch darauf geachtet, daß die maximale Stichtiefe von acht Millimeter nicht überschritten wird. Kurzzeitiges Vogelpicken ist vor allem bei hartnäckigen Schmerzzuständen angezeigt.

Wie oft darf man nadeln?

Im allgemeinen ist es ausreichend, einen Krankheitszustand einmal täglich durch Nadelung zu beeinflussen. Chronische oder schwere Schmerzzustände und Funktionsstörungen können es erforderlich machen, die Behandlung dreimal täglich vorzunehmen. Mehr auf gar keinen Fall! Die Behandlung ist nach längstens drei Wochen zu beenden. Selbst bei chronischen Krankheitserscheinungen muß man eine dreiwöchige Pause einlegen. Sehr häufig zeigt sich während dieser Zeit die nachklingende Wirkung der Akupunktur. Die Beschwerden bessern sich, ohne daß täglich genadelt wird.

Bei der Selbstbehandlung der in diesem Buch genannten Akupunkturpunkte und der dazu gehörigen Krankheiten gibt es keine ernsthaften Komplikationen. Wenn sich wider Erwarten die Befindlichkeit während der Nadelung verschlechtern sollte, so ist die Nadel unverzüglich zu entfernen. Wenige Sekunden später pendelt sich das Gleichgewicht von allein wieder ein.

Die Grundregeln der Akupunktur:

- Lassen Sie sich Zeit. Setzen oder legen Sie sich entspannt hin. Sorgen Sie vor Beginn der Behandlung dafür, daß alle Störungen durch Angehörige, durch das Telefon oder die Hausklingel unterbleiben.
- Konzentrieren Sie sich nur auf die jeweils notwendigen Akupunkturpunkte und informieren Sie sich vor Beginn der Behandlung nochmals über Lage, Stichdauer und Stichtiefe.
- Die Wirkung der Akupunktur tritt rasch ein und hält länger vor. Bei Bedarf kann die Nadelung nach sechs Stunden wiederholt werden.

Die Akupunktur-Diagnose

Ein altes Mediziner-Sprichwort sagt: „Vor die Therapie hat der liebe Gott die Diagnose gesetzt." Nur leider: die Diagnose ist das Schwierigste in der Heilkunst. Nur selten steht von Anfang an zweifelsfrei fest, um welche Krankheit es sich handelt. Meist müssen mehrere Ursachen in Erwägung gezogen und gegeneinander differenziert werden. Dieses schwierige Vorgehen heißt „Differentialdiagnose".

Selbst bei den banalsten Leiden erwägen der Patient oder sein Arzt — bewußt oder unbewußt — die möglichen Ursachen: Husten kann die harmlose Folge einer ganz gewöhnlichen Erkältung sein oder aber das frühe Warnzeichen eines lebensbedrohenden Krebsherdes in den oberen Luftwegen. Hinter dem so verbreiteten Symptom „Kopfschmerz" können sich mehrere Dutzend Krankheitsurschen verbergen, ganz harmlose und höchst gefährliche. Wer an Kreislaufstörungen leidet, der muß das Kribbeln in seinen Füßen sorgsam wägen — es könnte sich ja auch um eine Vergiftung, ein chronisches Nervenleiden, einen bösartigen Krankheitsprozeß handeln.

Diese Beispiele erhellen, daß es ungemein leichtfertig ist, ohne gesicherte Diagnose „einfach drauflos zu akupunktieren". Bevor behandelt wird, muß mit den modernen Mitteln der wissenschaftlichen Medizin (Schulmedizin) die richtige Diagnose gesichert sein. Akupunktur, diese so wirksame und alte Behandlungsweise, gerät in Verruf, wenn sie kritiklos gegen jede Krankheit eingesetzt wird — auch gegen jene schweren Leiden wie Krebs, Infektionskrankheiten und chronische Organveränderungen, bei denen Akupunktur nicht hilft.

Wie findet man den richtigen Punkt?

Wenn die Diagnose feststeht und der Behandler sicher sein kann, daß es sich um eine Heilanzeige („Indikation") für Akupunktur handelt, ist die Beeinflussung der jeweils richtigen Hautpunkte neuerdings kein schwieriges Problem mehr. Ausgedehnte Untersuchungen chinesischer Akupunkturforscher haben nämlich ergeben, daß der elektrische Hautwiderstand über den Akupunkturstellen vermindert ist. Dieses Phänomen kann sich jeder zunutze machen: Mit modernen Meßgeräten werden die Akupunkturpunkte geortet und so auf den Millimeter genau lokalisiert.

Das ist von erheblicher Wichtigkeit, weil kein Mensch dem anderen gleicht. Zwar liegen die Akupunkturstellen im großen und ganzen bei allen Menschen jeweils in gleichen Hautregionen, im Einzelfall sind jedoch Abweichungen von mehreren Zentimetern möglich. Die Messung des elektrischen Hautwiderstandes zur Lokalisierung auf den Millimeter genau hat sich deshalb in allen Praxen eingebürgert.

Ich persönlich benutze hierzu das „Akupunktur-Suchgerät". Hersteller: Akupunktur-Service, 8311 Gerzen/Bayern, Sommerau 5, Tel. 08744/1037; von dort kann man gratis Prospekte anfordern. Der Preis des bewährten Gerätes beträgt 248 DM. Im Fachhandel sind mehrere andere Meßgeräte, die zum Teil sehr aufwendig konstruiert und teuer sind. Ihre Preise betragen bis zu 5000 DM.

Bei der Messung des elektrischen Hautwiderstandes wird dieser mit dem Widerstand der umgebenden Hautfläche in Beziehung gesetzt. Beim „Akupunkturstab" glimmt eine rote Leuchtanzeige an der Spitze des Gerätes auf, sobald der Hautwiderstand abnimmt. Wenn der Widerstand sein jeweiliges Minimum erreicht hat und der Punkt korrekt geortet ist, leuchtet die Lampe mit voller Kraft auf.

Bei der Untersuchung streicht man mit der Metallspitze ohne Druck über das Hautgebiet, in dem der gesuchte Punkt liegt. Die Untersuchung ist also schmerzlos, absolut ungefährlich und geräuschlos. Weil von Mensch zu Mensch die Struktur, die Dicke und die Durchfeuchtung der Oberhaut in weiten Grenzen schwankt — und der elektrische Hautwiderstand hiervon abhängig ist —, weisen die Untersuchungsgeräte mehrere Schaltstufen auf. Ist

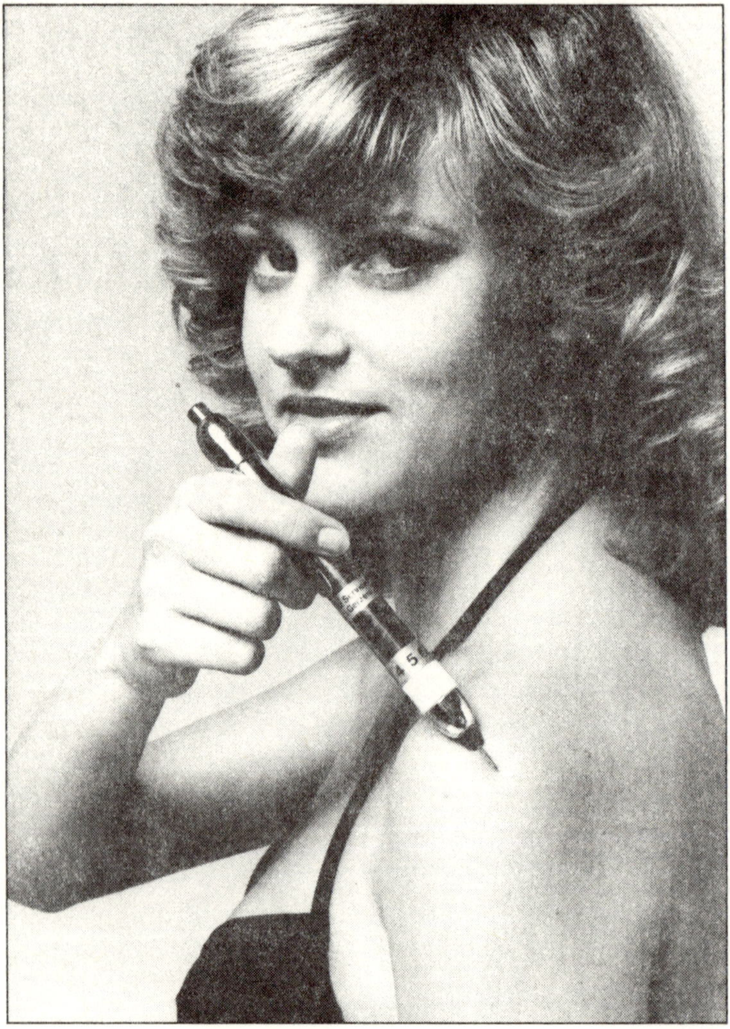

Akupunktur-Suchgerät zur Lokalisation der Punkte

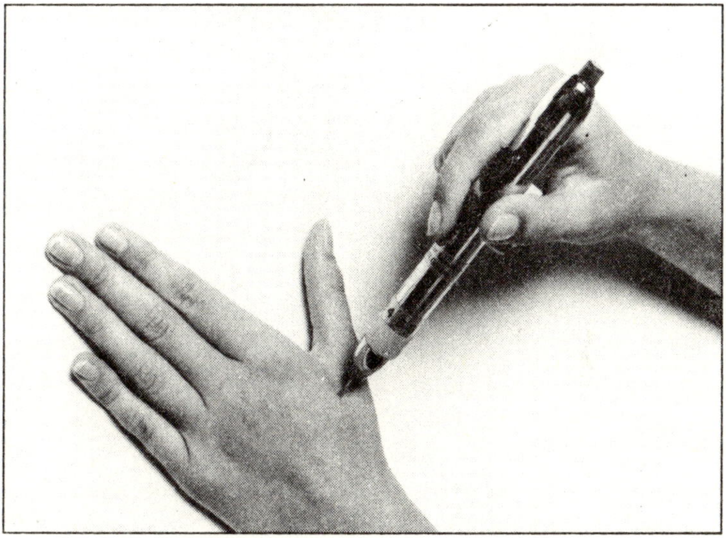

Bestimmung des Migränepunktes „ho-ku“

die Haut besonders trocken, zum Beispiel auf dem Handrücken, muß eine andere Schaltstufe eingestellt werden als bei ohnehin feuchter Haut, zum Beispiel in der Handinnenfläche. Die Schaltstufen machen es problemlos möglich, das Gerät den wechselnden Anforderungen anzupassen. Während der Selbstmessung schließt sich zwischen der Hand, die das Gerät hält, und der Meßspitze ein Kreislauf. Sucht man den Akupunkturpunkt hingegen bei einer zweiten Person, so ist diese mit der freien

Hand anzufassen, um den Widerstandskreislauf zu schließen.

Elektronik macht es möglich

Die Meßgeräte, die es erst seit kurzer Zeit gibt, sind aus winzigen Widerständen und Transistoren aufgebaut. Das Gerät verbraucht nur dann Strom (und auch dies extrem sparsam), solange es gehandhabt wird. Den Strom bezieht der Punktsucher aus Hochleistungsbatterien, die die Konstruktion von fremden Stromquellen völlig unabhängig machen. Aus diesen Gründen braucht das volltransistorierte elektronisch arbeitende Gerät keine besondere Wartung. Es kann in der Innentasche der Kleidung überall mitgeführt werden.

Die erstaunlichen Behandlungserfolge, die durch Akupunktur erzielt werden, gehen zum guten Teil auf die nunmehr mögliche genaue Lokalisation der Punkte bei jedem Individuum zurück. Auch in Tierversuchen hat sich gezeigt, daß Warmblüter — Pferde, Schweine, Kühe — Akupunkturstellen aufweisen. So ist es gelungen, schmerzhafte Eingriffe, die sonst eine Narkose erfordern, bei diesen Tieren unter Akupunktur-Anästhesie vorzunehmen: Die Entwicklung steht hier offenbar noch an ihrem Anfang.

Die Zivilisationskrankheiten

Von den medizinischen Problemen, vor denen die Heilkunst am Ende des zweiten Jahrtausends nach Christi steht, hätten sich die alten chinesischen Akupunkteure nichts träumen lassen. In den letzten Jahrzehnten haben sich in Europa die Krankheiten gewandelt, wie zuvor nicht in Jahrhunderten.

Es werden Herzen übertragen und tödlich Verletzte wiederbelebt. Schwerkranke leben unter Sauerstoffzelten, Abwehrschwache isoliert der Medizinbetrieb solange hinter Glas und keimtötenden Filtern, bis sie ihre Krankheit überwunden haben. Säuglinge werden im Mutterleib operiert. Blinde lernen wieder sehen, Taube wieder hören.

Einem unbefangenen Beobachter nehmen die Wunder der modernen Medizin den Atem. Und dennoch: Bisher hat sich die Heilkunde als überfordert erwiesen, wenn es gilt, mit jenen Schädigungen fertig zu werden, die infolge der Industriegesellschaft und der modernen Zivilisation gleichsam wie neue Seuchen über die Menschheit gekommen sind: Alkohol, Nikotinmißbrauch, Freßsucht.

Schon stirbt mehr als die Hälfte aller Deutschen an Herzinfarkt, Leberzirrhose, Lungenkrebs, chronischer Bronchitis oder Zuckerkrankheit. Übergewicht verkürzt die durchschnittliche Lebenserwartung mittlerweile häufiger als dies bösartige Geschwülste tun. Chronische Bronchitis hat ihre Ursache vornehmlich im Rauchen, nicht anders als der Lungenkrebs. Alkoholmißbrauch führt zur stetig steigenden Zahl der Leberkranken, und Übergewicht kompliziert den Stoffwechsel des Zuckerkranken, raubt dem potentiellen Opfer des Herzinfarkts Gesundheit und Lebensjahre.

Neue Wege gehen

Wer gesund bleiben und alt werden will, der muß darauf achten, daß er nicht ein Opfer der modernen Seuchen wird. Wichtiger als jegliche Art medizinischer Vorsorge ist die Bekämpfung dieser gefährlichen Entwicklungen. Akupunktur hilft dabei!

Erst seit kurzem weiß man, welche Punkte in welcher Art es zu beeinflussen gilt, um den Schädlichkeiten Paroli bieten zu können. In der alten chinesischen Literatur ist vergeblich nach Anhaltspunkten gefahndet worden. Das alles war ja früher gar kein medizinisches Problem . . .

Und doch basieren die neuen Behandlungsmethoden auf den alten Erkenntnissen. Die Heilung wird bewirkt durch die jeweils gleichzeitige Beeinflussung zweier Leitlinien („Meridiane"). Mit dem süchtigen Verhalten, das den gefährlichen Entwicklungen zugrunde liegt, hat es ja seine eigene

Bewandtnis: Niemand muß rauchen, muß exzessiv trinken oder wird gezwungen, sich überzuernähren. Stets liegt eine Fehlsteuerung der nervösen Funktionen vor, das Gleichgewicht zwischen Ein- und Ausfuhr wird mehr oder minder dauerhaft gestört, die Harmonie der Organfunktionen geht verloren. Und eben an diesem Punkt setzt Akupunktur hilfreich ein.

So dämpfen Sie den Appetit

In gesunden Tagen verfügt der menschliche Organismus über ein perfekt funktionierendes System, das Ein- und Ausfuhr der Nahrungsmittel, Kalorienbedarf und Kalorienverbrauch, ohne unser willentliches Zutun reguliert. An der Einhaltung des lebenswichtigen Gleichgewichts sind das Appetitzentrum im Gehirn und die inneren Organe in gleicher Weise beteiligt.

Während das Appetitzentrum durch äußere Faktoren wie Tageszeit, Sinnesreize — ein festlich gedeckter Tisch! — beeinflußt wird, reagieren die inneren Organe vornehmlich auf die wechselnde Konzentration der gelösten Nahrungsbestandteile im Blut, vor allem den Blutzuckerspiegel. Weil die Leber das „Zentrallaboratorium" unseres Körpers ist, kommt ihr die Hauptbedeutung zu: In der Leber werden die Nahrungsbestandteile in ihre kleinsten zellulären Einheiten zerlegt, wird aus Zucker Fett aufgebaut, der Stoffwechsel der Aminosäuren gesteuert.

Jegliche Dämpfung des Appetits hat diese Umstände zu berücksichtigen. Und ohne Appetitdämpfung keine Gewichtsminderung! Solange der Organismus durch Fehlinformationen dieses Zentrums Schaden nimmt, solange ist der Patient durch Übergewicht gefährdet.

Was tun? In leichteren Fällen und zu Beginn einer Abmagerungsbehandlung hat es sich bewährt, den Spezialpunkt „yü-pe“ zu beeinflussen. Er liegt auf der Außenseite des Oberarms, und zwar direkt im Schnittpunkt der Mittellinien. Die beiden Illustrationen Seite 56 und 57 zeigen den Punkt.

In hartnäckigen Fällen ist es damit allein nicht getan. Seit kurzem hat sich deshalb eine Akupunktur durchgesetzt, die gleichzeitig *zwei* Meridiane beeinflußt. Es hat sich nämlich erwiesen, daß solche Art Kombinationstherapie den modernen „Seuchen“ am besten Paroli bietet.

Wenn es ums Abnehmen geht, um die Therapie des Übergewichts, der krankhaften, fast süchtigen Neigung zur Nahrungsaufnahme — daher auch flapsig „Freßsucht“ genannt —, hilft die Akupunktur der Harmonisierungspunkte (H-P) wichtiger innerer Organe, nämlich des „Zentrallaboratoriums“ Leber und der für die Blutbildung und mithin den Transport der Nahrungsbestandteile entscheidenden Milz. Beeinflußt werden die beiden H-P an der Großzehe.

Am inneren Nagelwinkel der Großzehe endet der VIII. Meridian, die Leitlinie der Leber. Am äußeren

Nagelwinkel, symmetrisch zu dem vorgenannten Punkt, liegt der H-P des XII. Meridians, der der Milz zugehört.

Man beeinflußt den Leberpunkt mit einer kleinen Goldnadel, um das wichtige Organ zu ausgeglichener Arbeit anzuregen. Der Milzpunkt wird durch eine Silbernadel gedämpft. Beides geschieht gleichzeitig — darin liegt das Geheimnis des Erfolges!

Diese Therapie sollte über einen Zeitraum von mindestens drei Wochen täglich zu gleicher Stunde vorgenommen werden. Sie kann mit der leichter wirkenden Akupunktur des am Oberarm liegenden „yü-pe", die mehrmals täglich, am besten vor den Mahlzeiten, erfolgt, kombiniert werden. Der Erfolg bleibt nicht aus!

Schach dem König Alkohol

Das gleiche Prinzip, welches sich zur Dämpfung übersteigerten Appetits bewährt hat, wird auch zur Behandlung des Alkoholmißbrauchs angewendet — das gleiche Prinzip, nicht etwa die gleichen Punkte!

Die Grenzen zwischen dem belebenden, womöglich gar therapeutisch nützlichen Alkoholgebrauch und dem höchst gefährlichen, für viele Menschen tödlichen Alkoholmißbrauch sind bekanntlich fließend. Ein Schluck Sekt für einen Kreislaufschwachen — das ist Medizin. Eine Flasche Schnaps für einen Leber- oder Herzkranken — das ist der Tod.

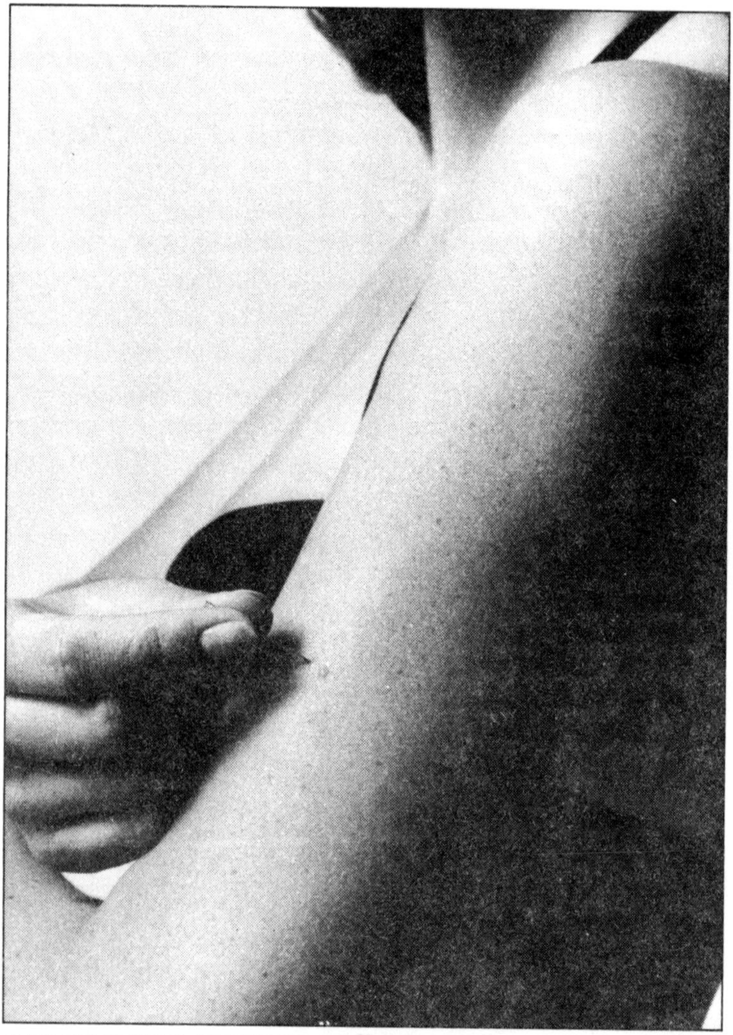

ABNEHMEN (APPETITDÄMPFUNG)

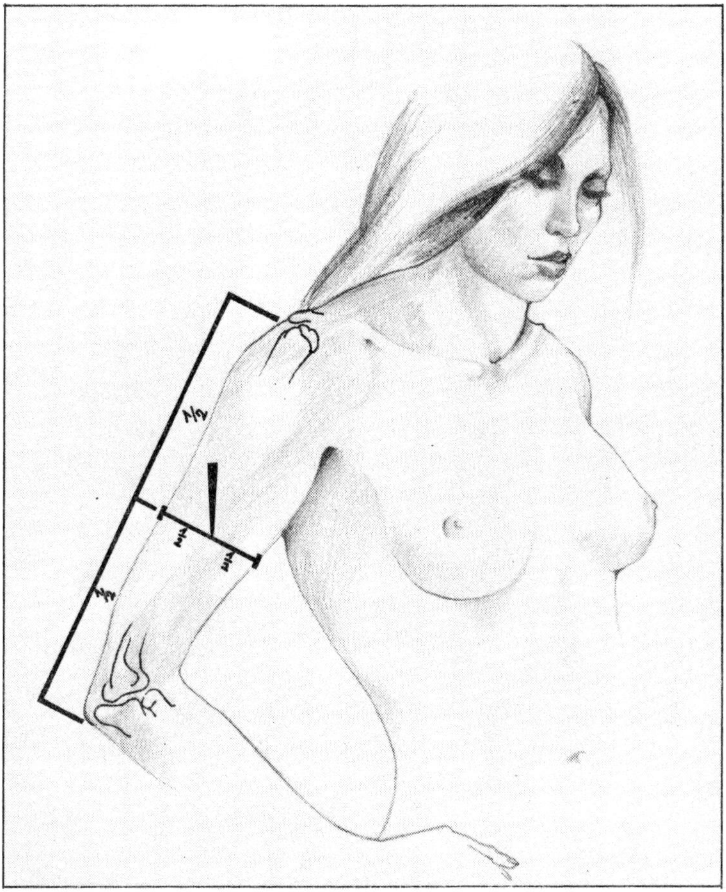

Name des Punktes:	„yü-pe“
Qualität:	Spezialpunkt; dämpft Appetitzentrum und Stoffwechsel
Beeinflussung:	Vor der Essenszeit; Silbernadel, 20 Sekunden

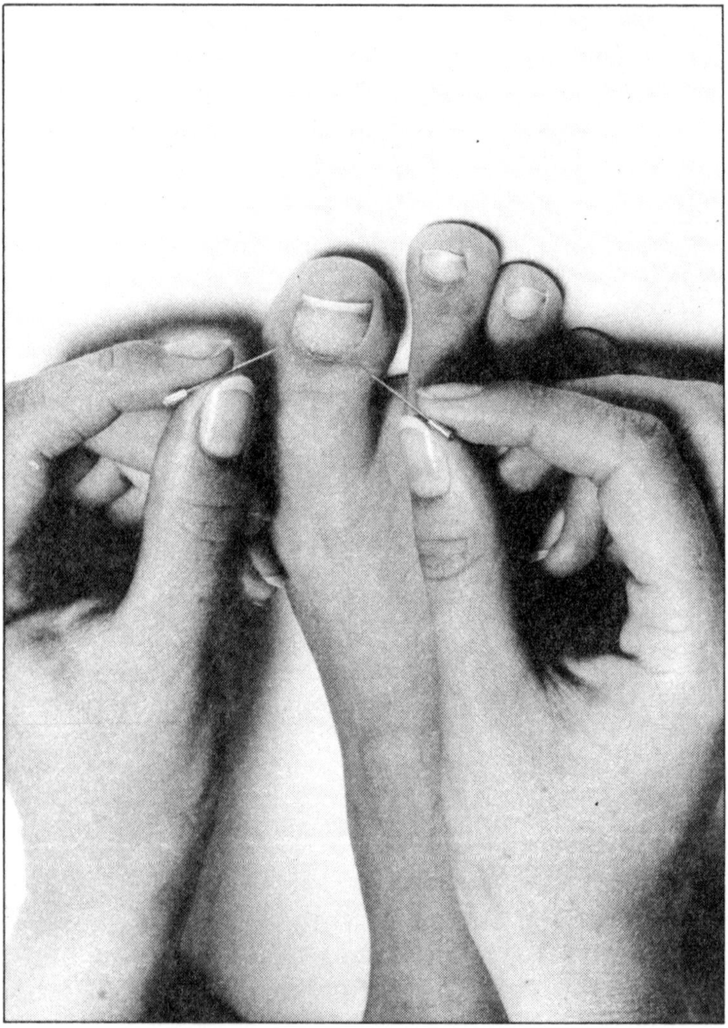

ABNEHMEN (APPETITDÄMPFUNG)

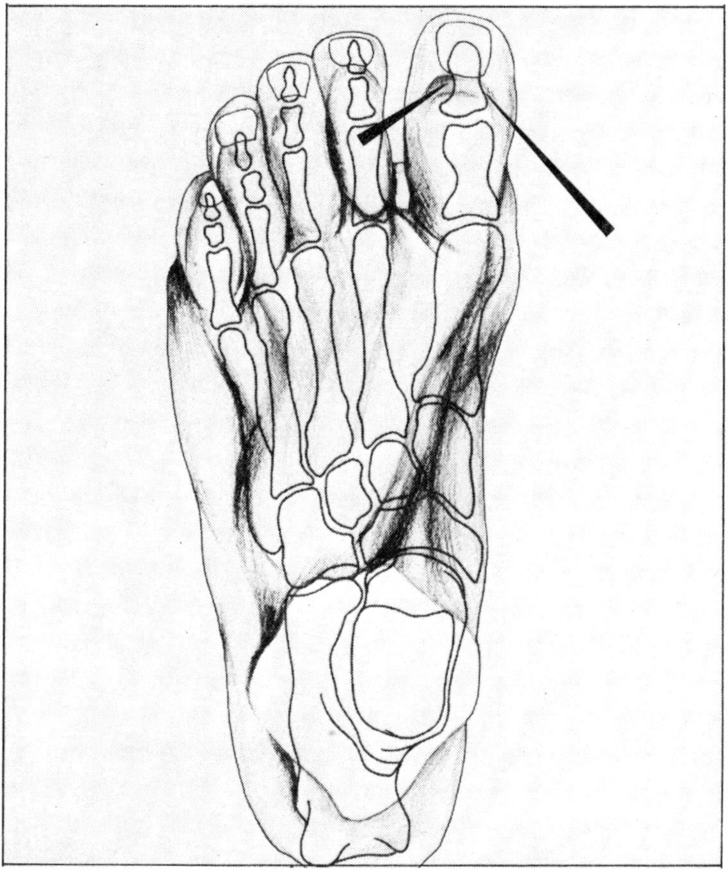

Name des Punktes:	H-P VIII (innen) und H-P XII (außen)
Qualität:	Harmonisierung von Leber und Milz, Stoffwechsel und Transport
Beeinflussung:	Einmal täglich drei Wochen lang; innen Gold-, außen Silbernadel; 20 Sekunden, gleichzeitig

Die hier mitgeteilte Kombinationsbehandlung gilt der Alkohol*krankheit,* nicht etwa dem Alkoholgenuß. Sie ist dann erfolgreich, wenn sie einhergeht mit der Neuordnung der sozialen Bezüge und dem Willen des Patienten, sich vom Alkohol zu trennen — ein für allemal und vollständig. Es ist nicht damit getan, die Dosis zu reduzieren, sich mit kleinen Tricks selbst zu betrügen. Alles oder nichts — der Unterschied liegt zwischen einem Glas oder keinem, nicht etwa zwischen drei oder sechs . . .

Wegen der Rückwirkungen des Alkohols auf nahezu alle Organe und Funktionen — medizinisch gesehen handelt es sich ja um eine chronische Vergiftung — kommt es bei der Kombinationstherapie darauf an, das Herz, diesen Motor des Lebens, zu kräftigen: also akupunktiert man den Anregungspunkt (A-P) des Herz-Meridians (I), der am daumenseitigen (inneren) Rand des kleinen Fingers liegt. Man nimmt dazu eine Goldnadel. Gleichzeitig harmonisiert man den H-P des Darm-Meridians (II), der symmetrisch zum vorgenannten Punkt am äußeren Rand des Kleinfingernagels lokalisiert ist, indem man eine kleine Stahlnadel einsticht. Die Behandlungsdauer beträgt 20 Sekunden — entscheidend ist die *gleichzeitige* Akupunktur.

Nikotinentwöhnung leichtgemacht

Jeder Raucher hat es ein dutzendmal versucht . . ., und jeder zweite ist trotz gutem Willen gescheitert:

Es ist wirklich nicht so leicht, sich von der Zigarette zu befreien. Zwar ist die Abhängigkeit vom Nikotin im streng medizinischen Sinne keine Sucht, doch besteht ein suchtartiges Verlangen, eine Gewöhnung, die durch innere und äußere Reize eingeschliffen bleibt.

Nikotin ist ein Gefäßgift, das in kleinen Mengen anregend auf Herz und Kreislauf wirkt: der Puls wird beschleunigt, die Herzfrequenz steigt an, und mit dem gleichfalls steigenden Blutdruck können vorübergehend Aufmerksamkeit und Reaktionskraft zunehmen. Der Preis ist freilich hoch. Nikotin wirkt als „Peitsche", als ein unphysiologisches Aufputschmittel. Beim Verbrennungsvorgang des Tabaks entstehen zudem giftige Gase und Stoffe, die krebsfördernd wirken.

Gute Gründe, sich das Rauchen abzugewöhnen! Die Kombinationsbehandlung der beiden Meridiane von Herz und Lunge — den hauptsächlich betroffenen Organen — macht das möglich: Das suchtähnliche Verlangen nach dem Nikotin wird durch die Akupunktur des Harmonisierungspunktes (H-P) des Lungen-Meridians (IX) gedämpft. Dieser Punkt liegt an der Innenseite des Daumennagels, dort, wo der IX. Meridian endet. Man beeinflußt ihn durch eine kleine Goldnadel.

Gleichzeitig wird an der symmetrisch gegenüberliegenden Seite des Daumennagels der dort lokalisierte Spezialpunkt (S-P) des Herzens (I) mit einer

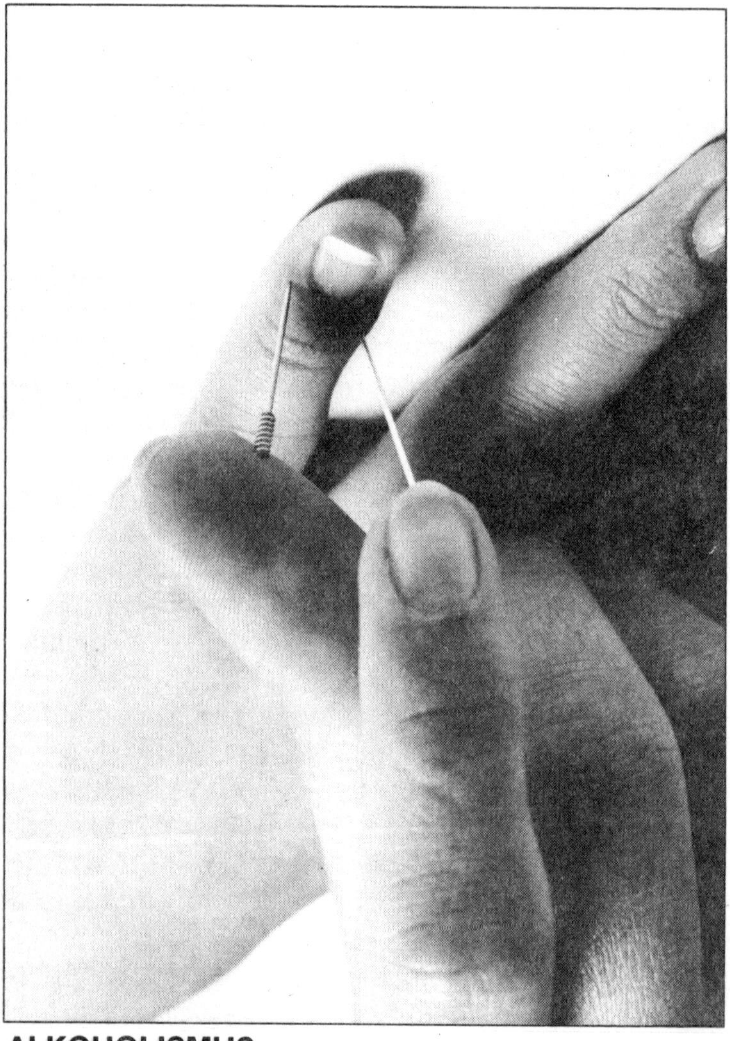

ALKOHOLISMUS

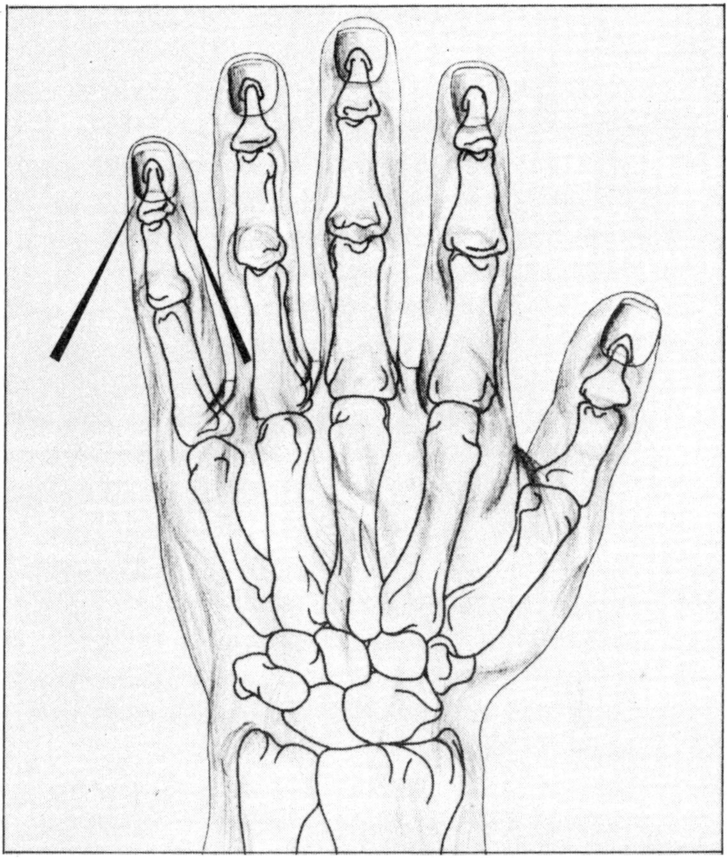

Name des Punktes:	A-P I (innen) und H-P II (außen)
Qualität:	Anregung der Herzfunktion und Harmonisierung der inneren Organe
Beeinflussung:	Einmal täglich drei Wochen lang; innen Gold-, außen Stahlnadel; 20 Sekunden, gleichzeitig

großen Silbernadel akupunktiert. Zwanzig Sekunden Behandlungszeit haben sich am besten bewährt. Die Wirkung hält sechs Stunden an. Nach spätestens sieben Tagen ist die Abhängigkeit vom Nikotin beseitigt. Bei der Gefahr eines Rückfalls — die durch die sozialen Gegebenheiten immer möglich ist — kann erneut erfolgreich akupunktiert werden.

Heilanzeigen (Indikationen) der Akupunktur

Es ist bereits dargelegt worden, wann die Akupunktur erfolgreich eingesetzt werden kann — und wann nicht. Auf den folgenden Seiten werden die verbreitetsten Organ- und Funktionsstörungen in alphabetischer Reihenfolge aufgeführt. Aus Foto und Grafik ergibt sich jeweils die anatomisch genaue Lage des Akupunkturpunktes.

In der Bildunterschrift sind jeweils stichwortartig die Qualität des Punktes und sein Name sowie die empfohlene Art der Beeinflussung dargelegt.

Hier noch einmal die Punktarten:

H-P	Harmonisierungspunkt	meist Stahlnadel
A-P	Anregungspunkt	meist Goldnadel
B-P	Beruhigungspunkt	meist Silbernadel
S-P	Spezialpunkt	Gold/Silber/Stahl

Im Einzelfall kann es erforderlich werden, die Metallart zu wechseln. Entscheidend für den Behandlungserfolg ist normalerweise jedoch nicht die Art der Nadel, sondern die präzise Punktur der Hautstelle!

Und so zählen die chinesischen Akupunkteure die 14 Haupt-Meridiane:

I: Herz; II: Darm; III: Blase; IV: Niere; V: Meister des Herzens; VI: Dreifacher Erwärmer; VII: Gallenblase; VIII: Leber; IX: Lunge; X: Dickdarm; XI: Magen; XII: Milz; XIII: Konzeption; XIV: Gouverneurs-Meridian.*

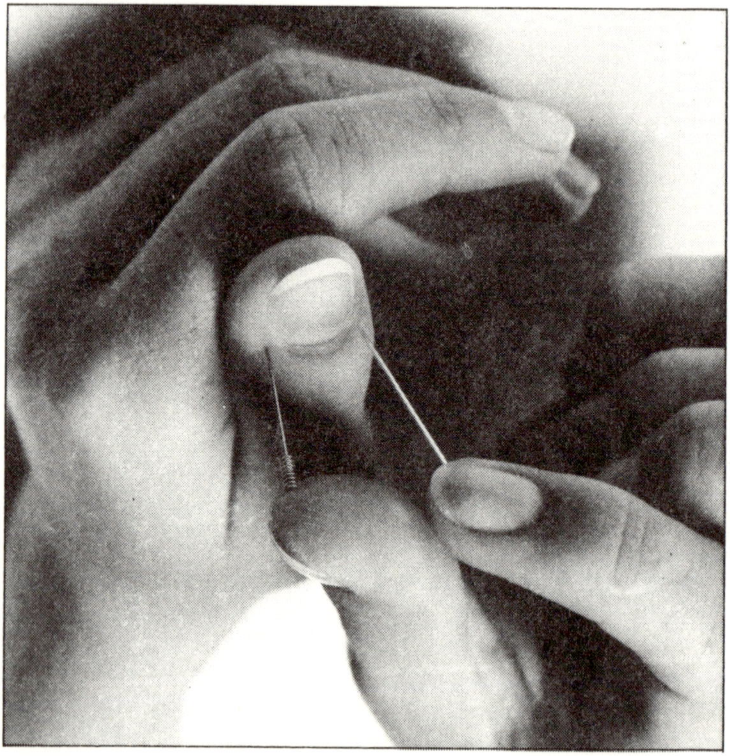

NIKOTINENTWÖHNUNG

* In dem Buch meines Kollegen Dr. med. Wolf Ulrich: „Schmerzfrei durch Akupressur und Akupunktur", ein „Ratgeber für die Selbstbehandlung", Econ Verlag, 20 DM, ist das System ausführlich geschildert.

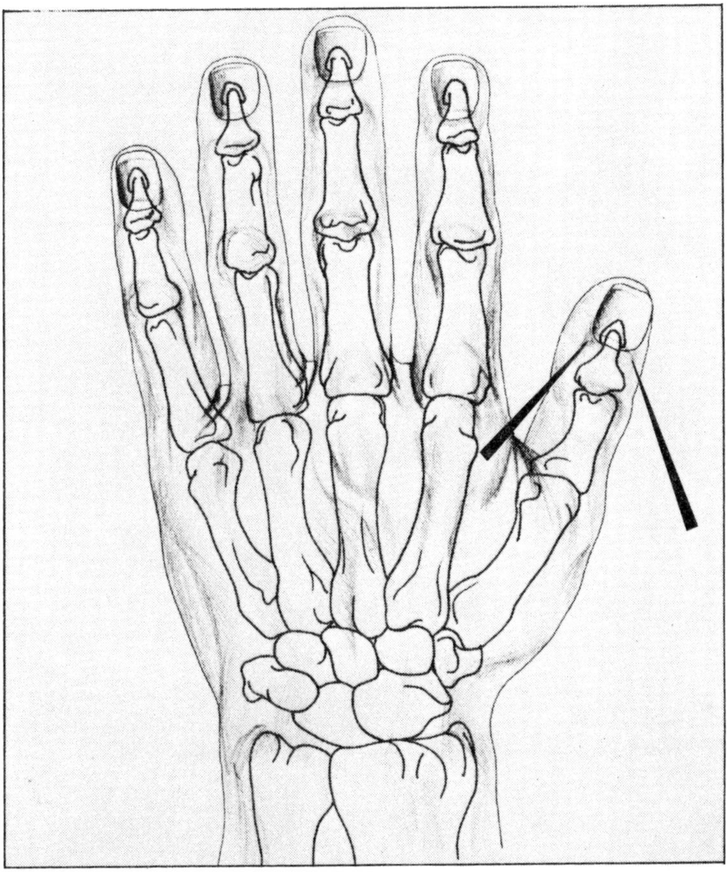

Name des Punktes: H-P IX (innen) und S-P I (außen)

Qualität: Dämpfung und Harmonisierung der Lunge und des Herzens

Beeinflussung: Anfänglich in Sechsstundenabstand; innen kleine Goldnadel, außen große Silbernadel; 20 Sekunden

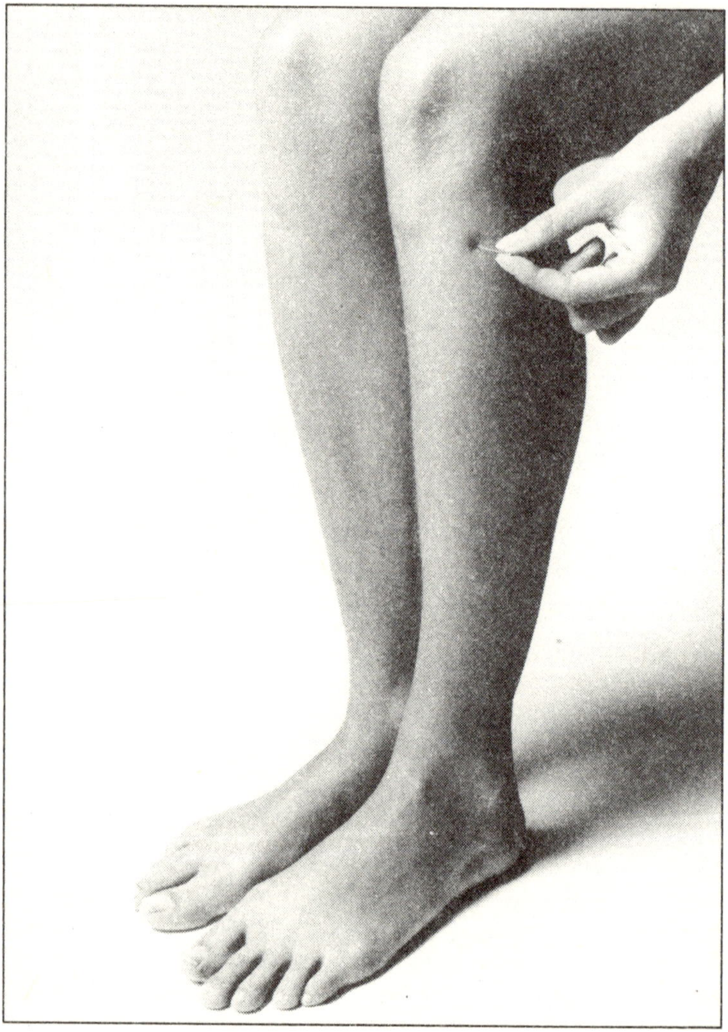

ANGST

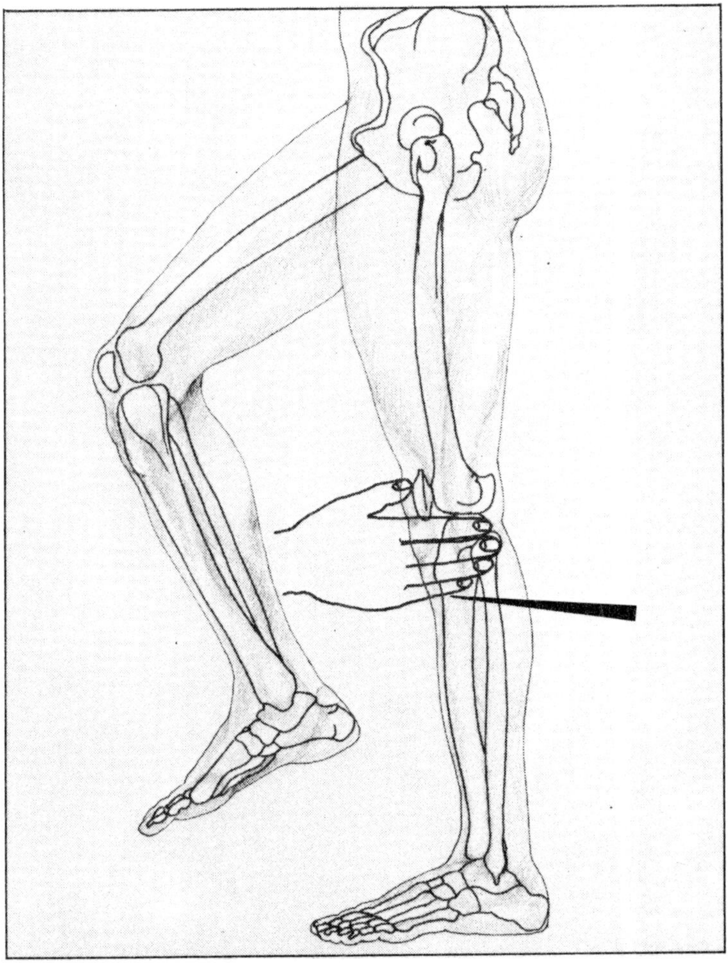

Name des Punktes: „Göttlicher Gleichmut"
Qualität: Harmonisierungspunkt
Beeinflussung: Große Stahlnadel; 10 bis 20 Sekunden

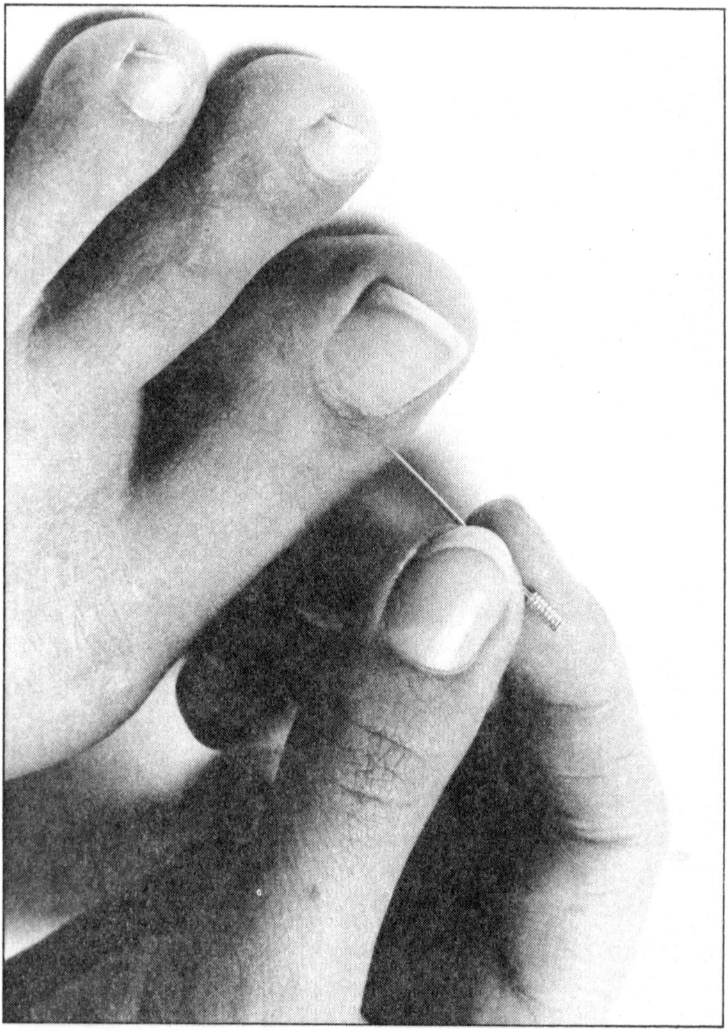

APPETITANREGUNG

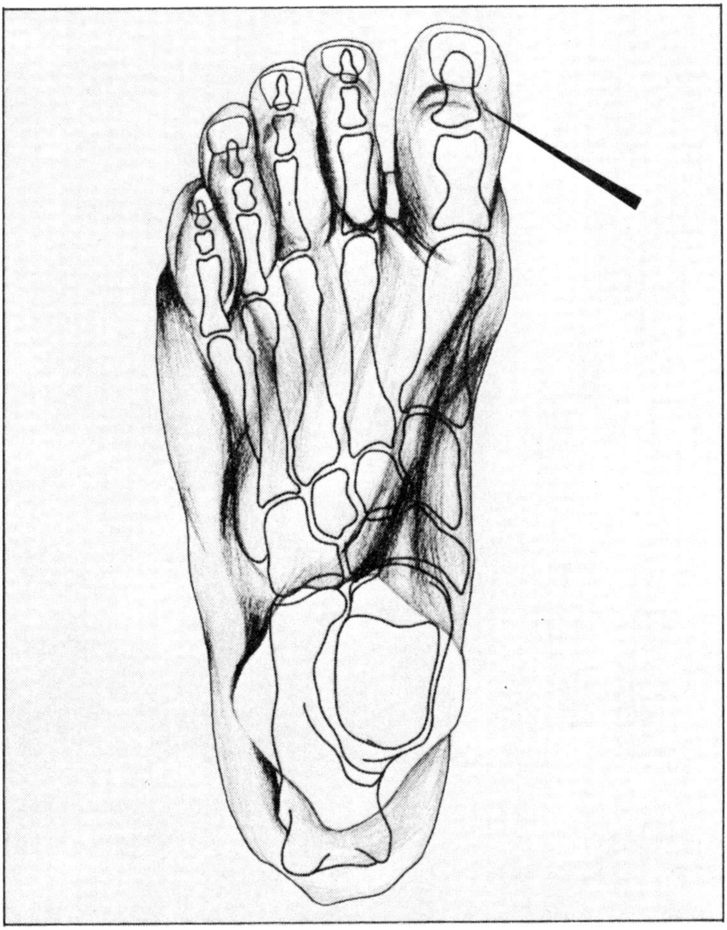

Name des Punktes: H-P XII
Qualität: Harmonisierung der inneren Organfunktionen
Beeinflussung: Kleine Stahlnadel; 10 Sekunden

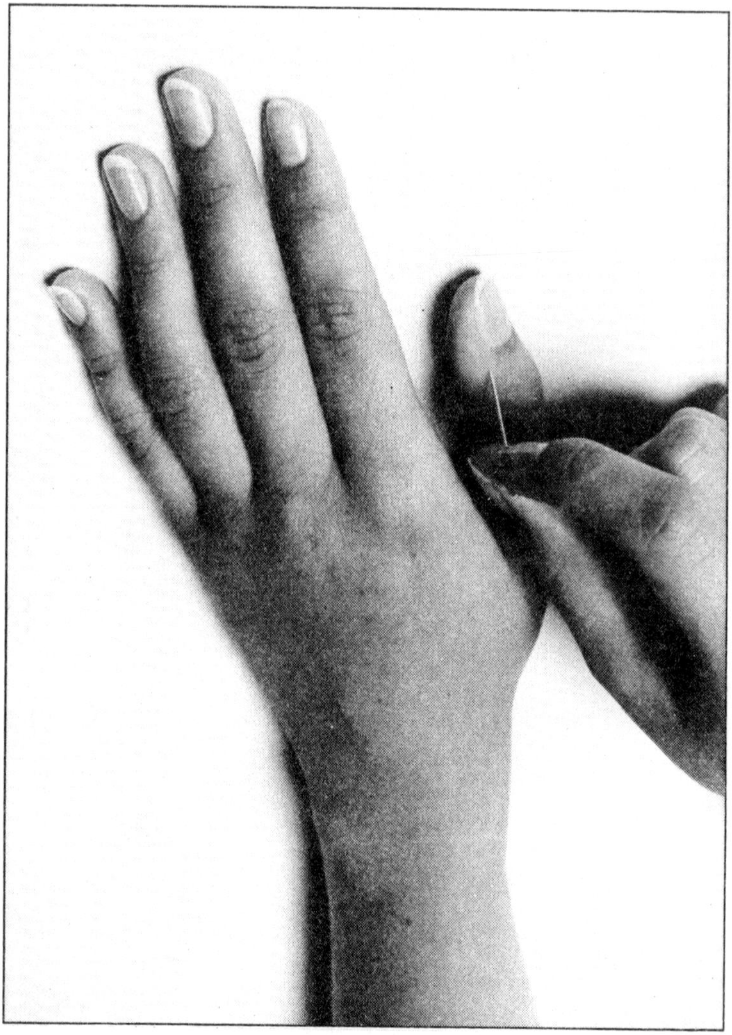

ASTHMA — ATEMNOT

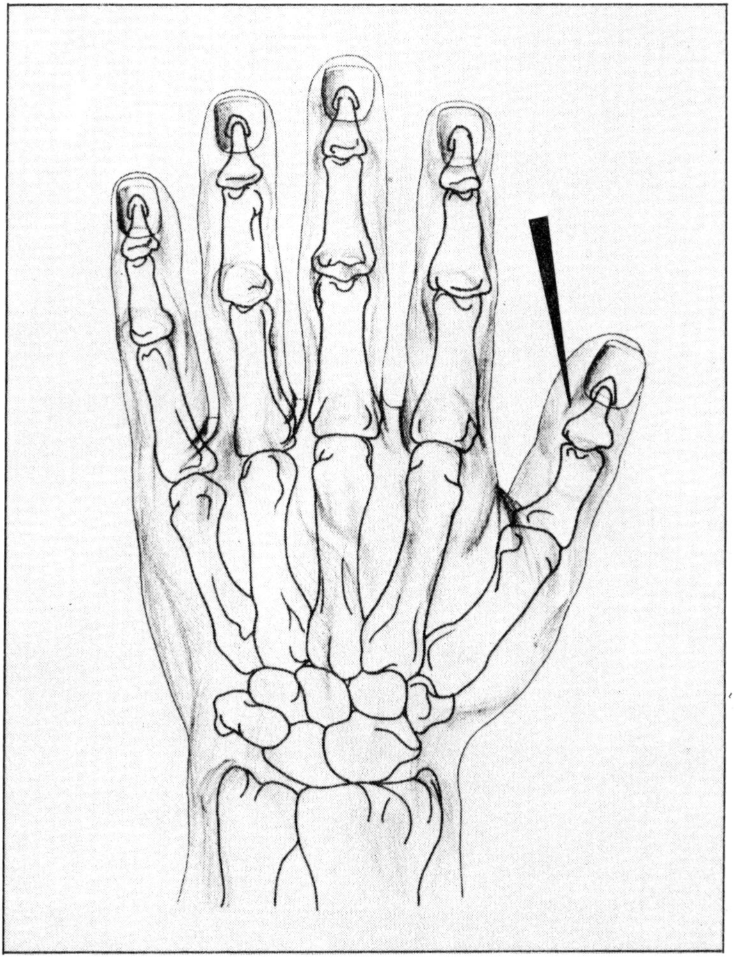

Name des Punktes:	H-P IX
Qualität:	Harmonisierung der Lungenfunktionen
Beeinflussung:	Kleine Stahlnadel; 10 Sekunden

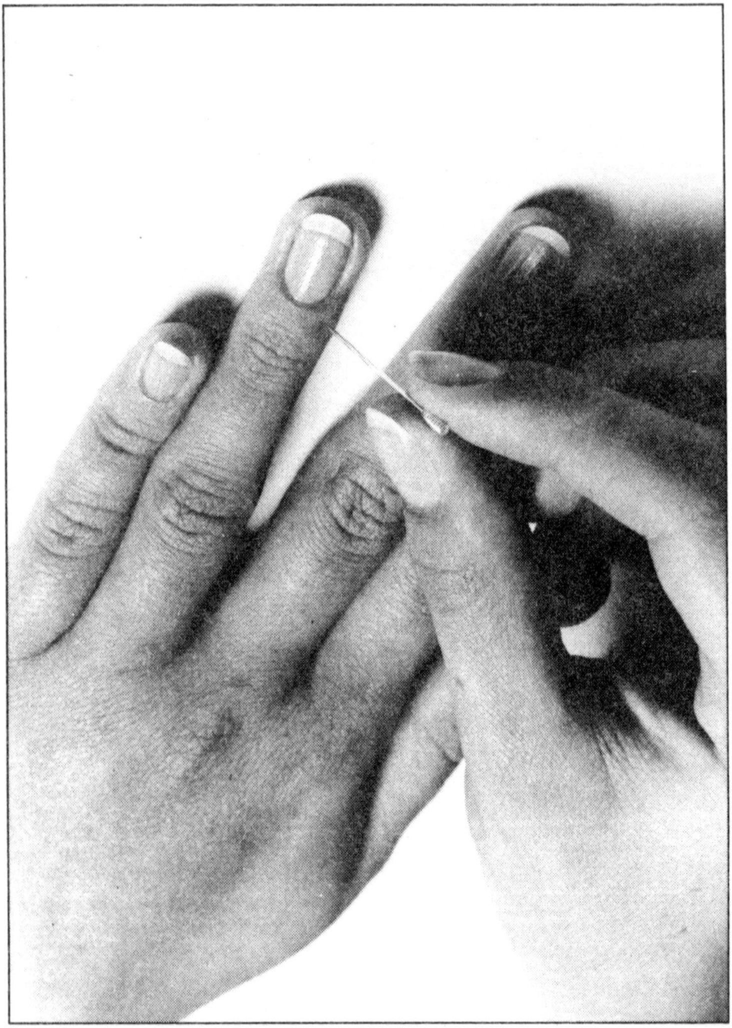

DEPRESSIVE VERSTIMMUNG

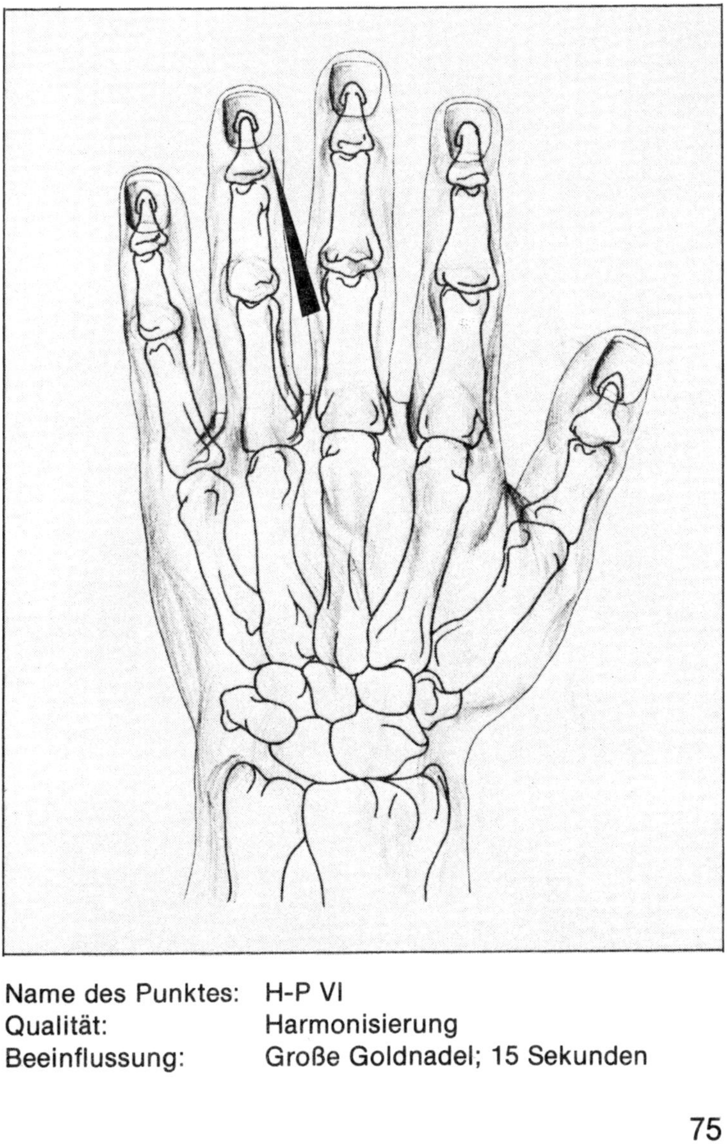

Name des Punktes: H-P VI
Qualität: Harmonisierung
Beeinflussung: Große Goldnadel; 15 Sekunden

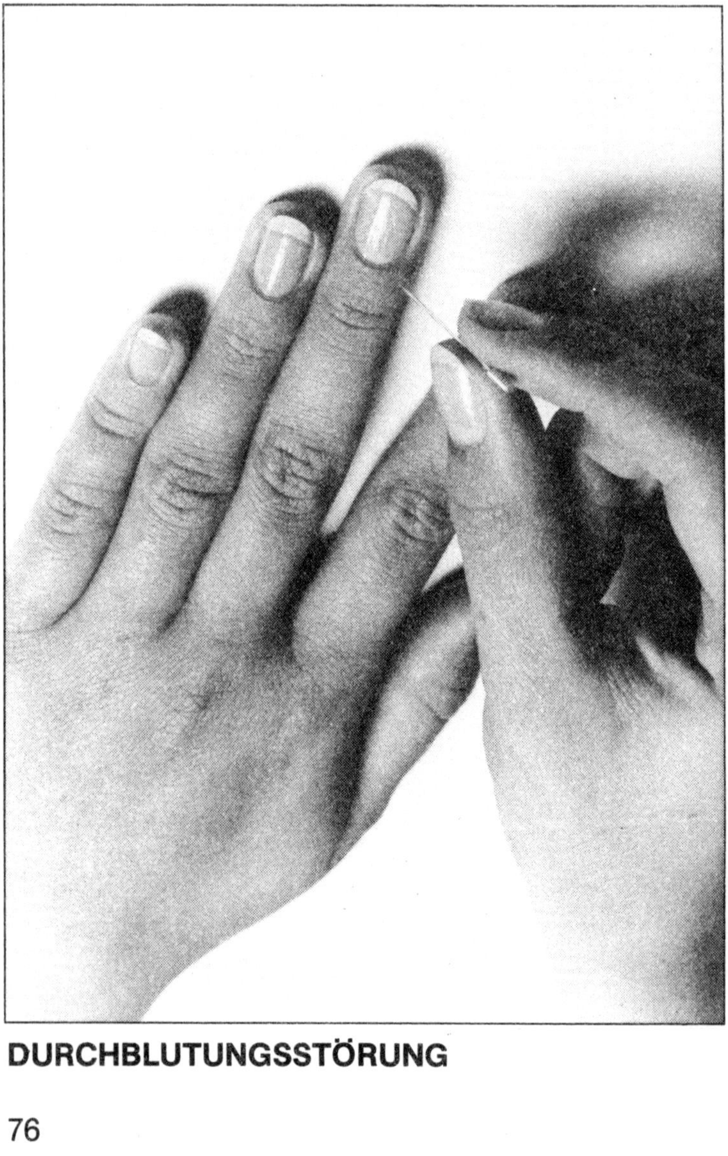

DURCHBLUTUNGSSTÖRUNG

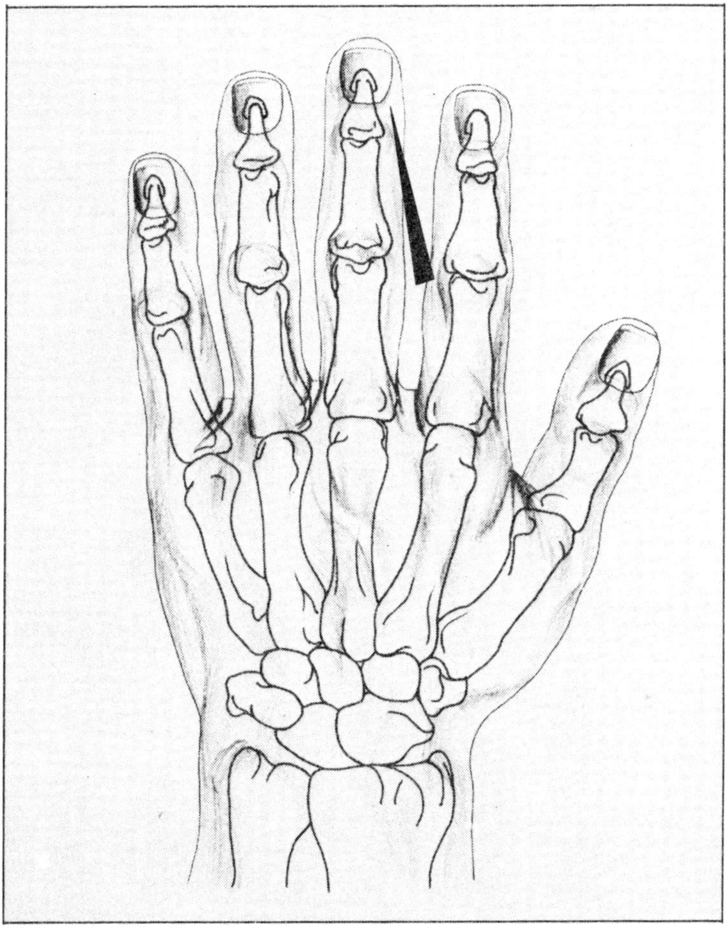

Name des Punktes: H-P V
Qualität: Harmonisierung
Beeinflussung: Stahlnadel; 10 Sekunden; dreimal täglich bis zu drei Wochen

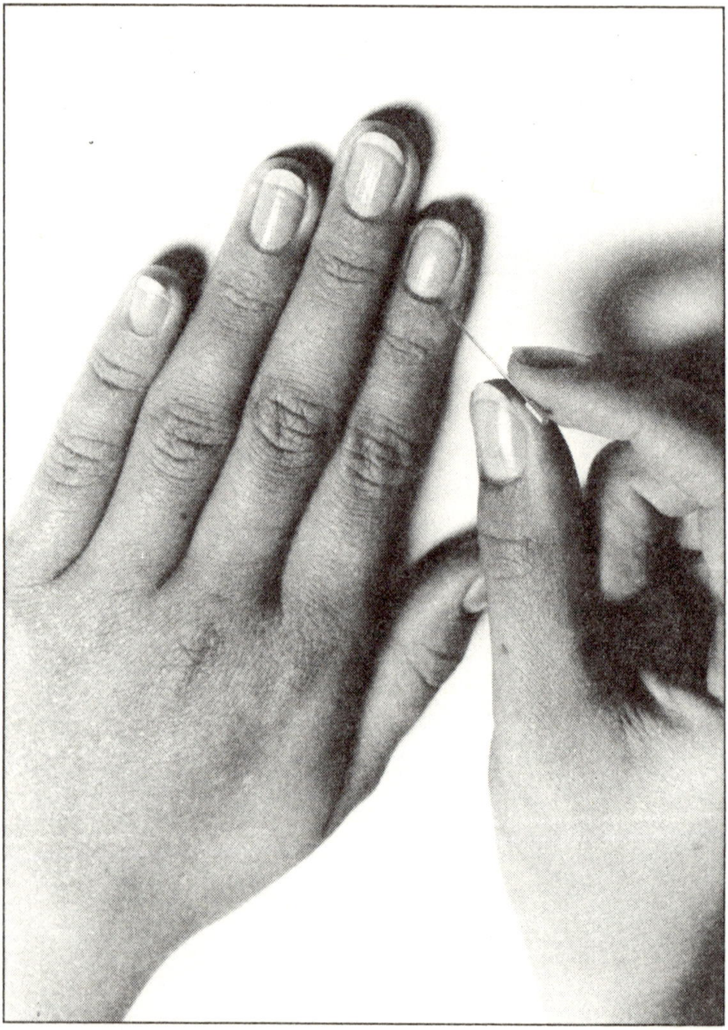

DURCHFALL

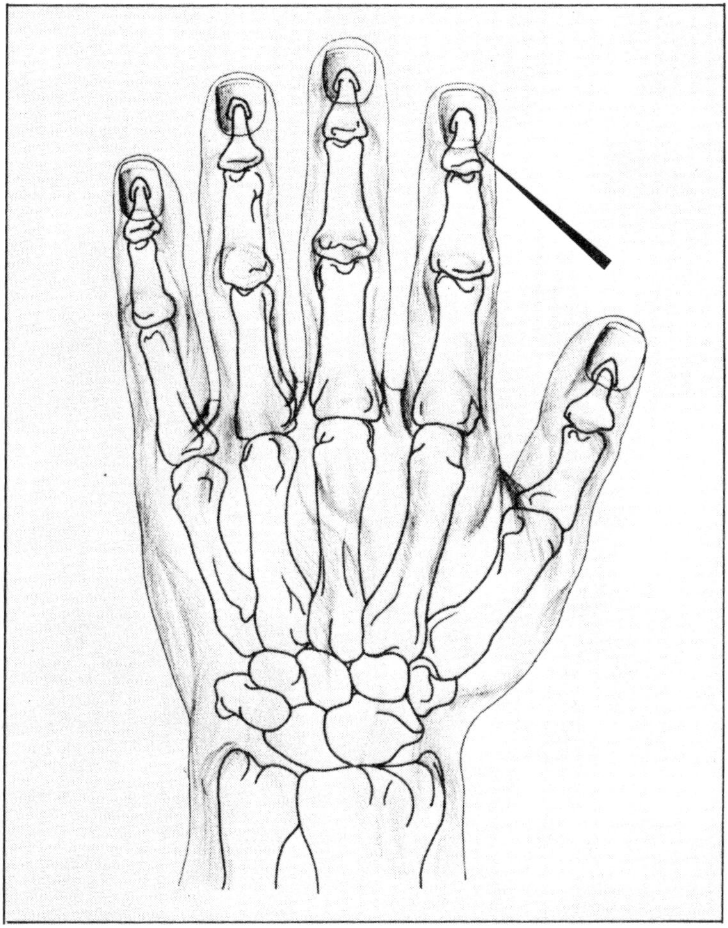

Name des Punktes: H-P X
Qualität: Harmonisierung
Beeinflussung: Große Silbernadel; 20 Sekunden; stündliche Akupunktur erlaubt

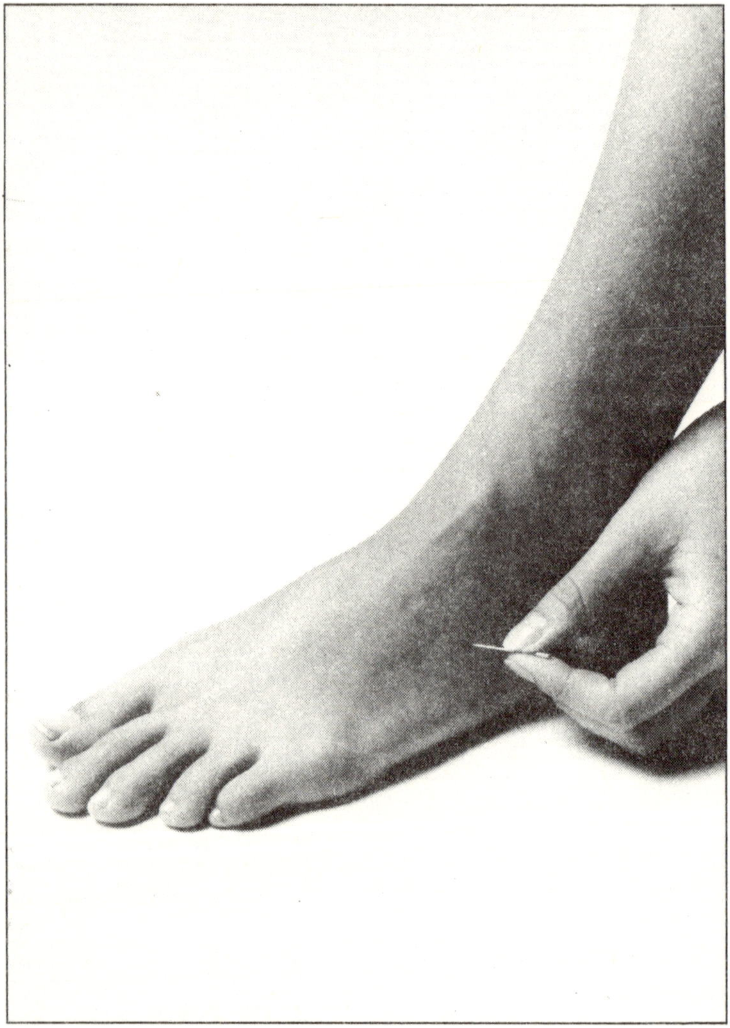

DURST

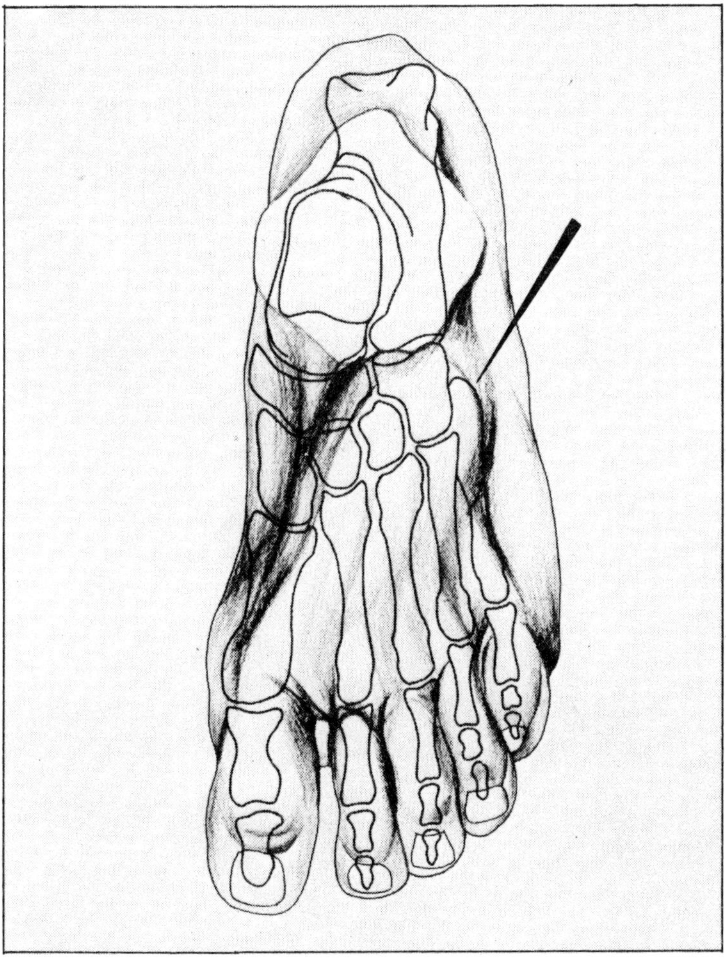

Name des Punktes: B-P III
Qualität: Beruhigungspunkt
Beeinflussung: Kleine Silbernadel; 20 Sekunden

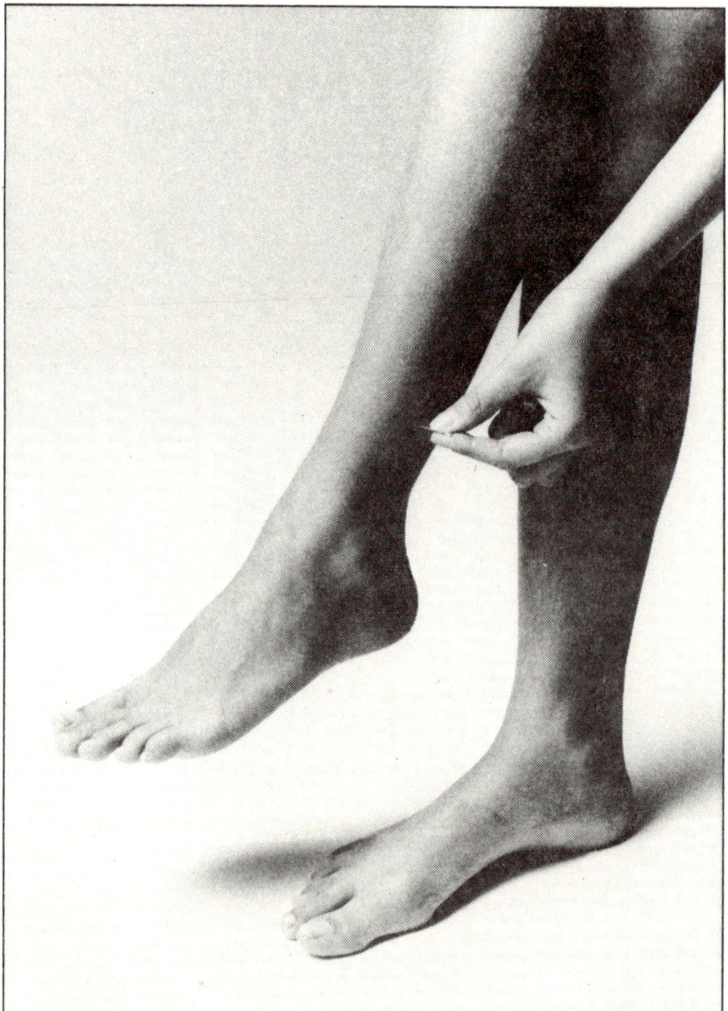

ERBRECHEN

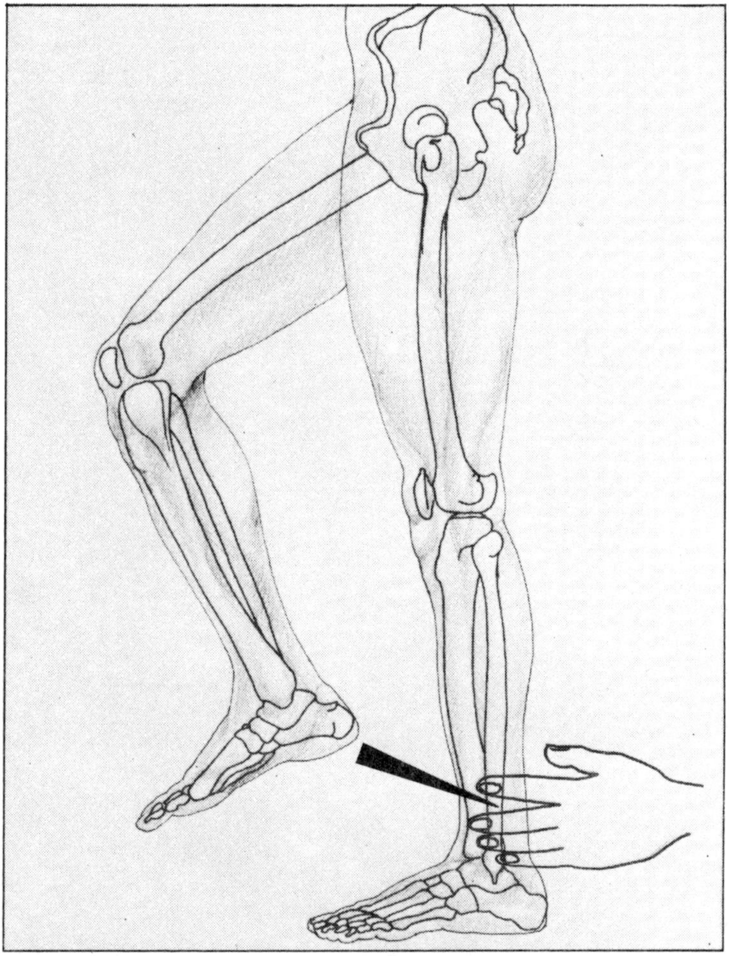

Name des Punktes: A-P IV („pi-in-san“)
Qualität: Anregungspunkt
Beeinflussung: Kleine Goldnadel; 20 Sekunden

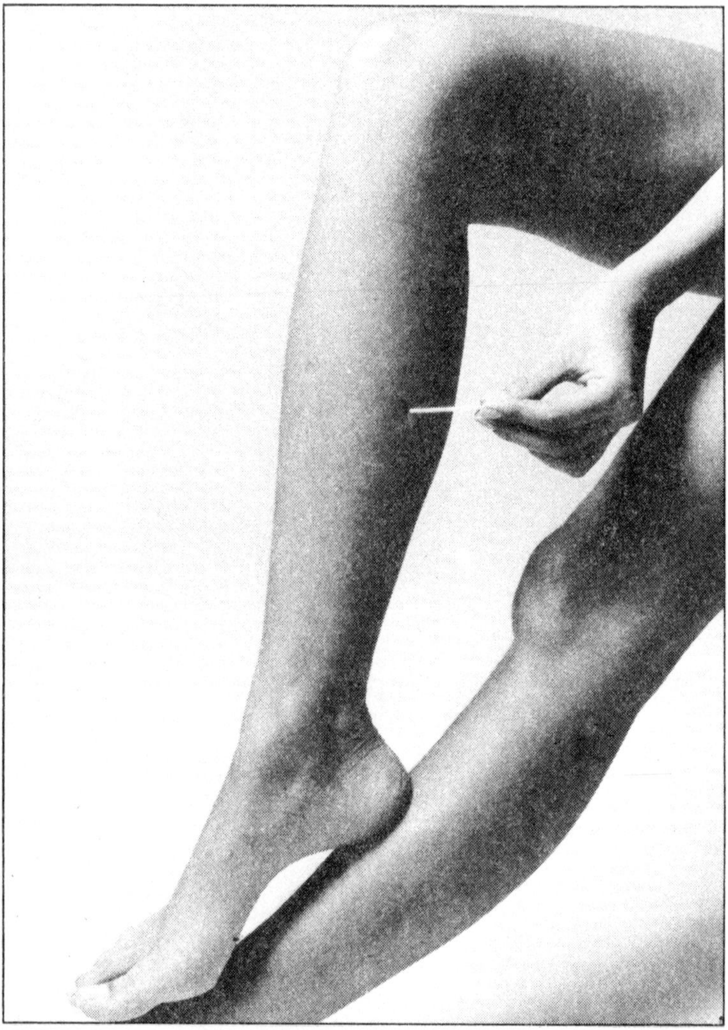

EREKTIONSSCHWÄCHE

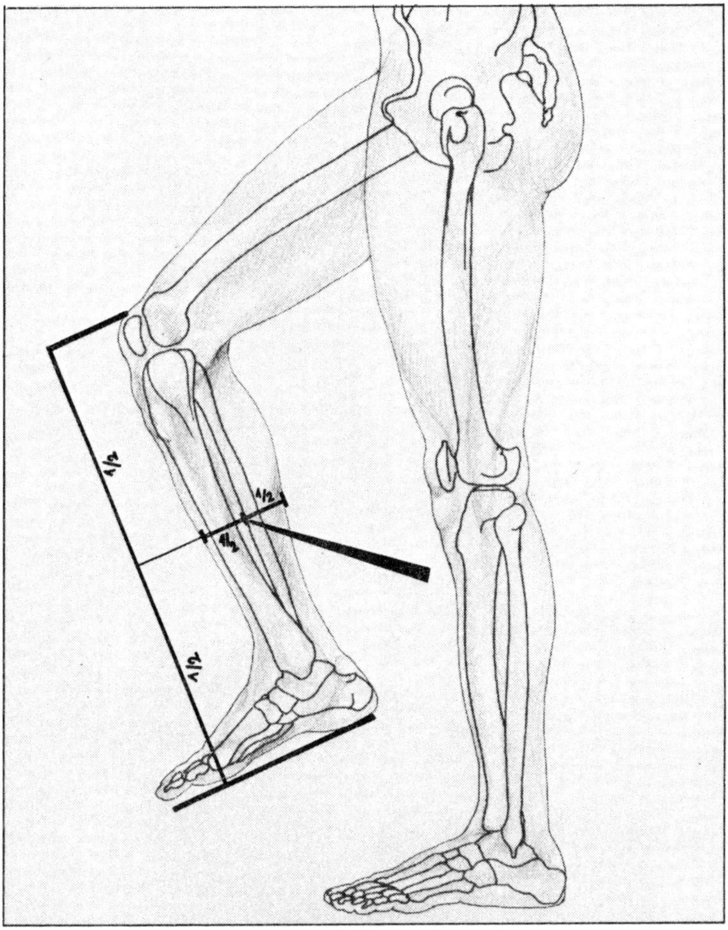

Name des Punktes:	„lo-si-mue“
Qualität:	Spezialpunkt
Beeinflussung:	Große Goldnadel; bis zu 20 Sekunden; notfalls „Vogelpicken“

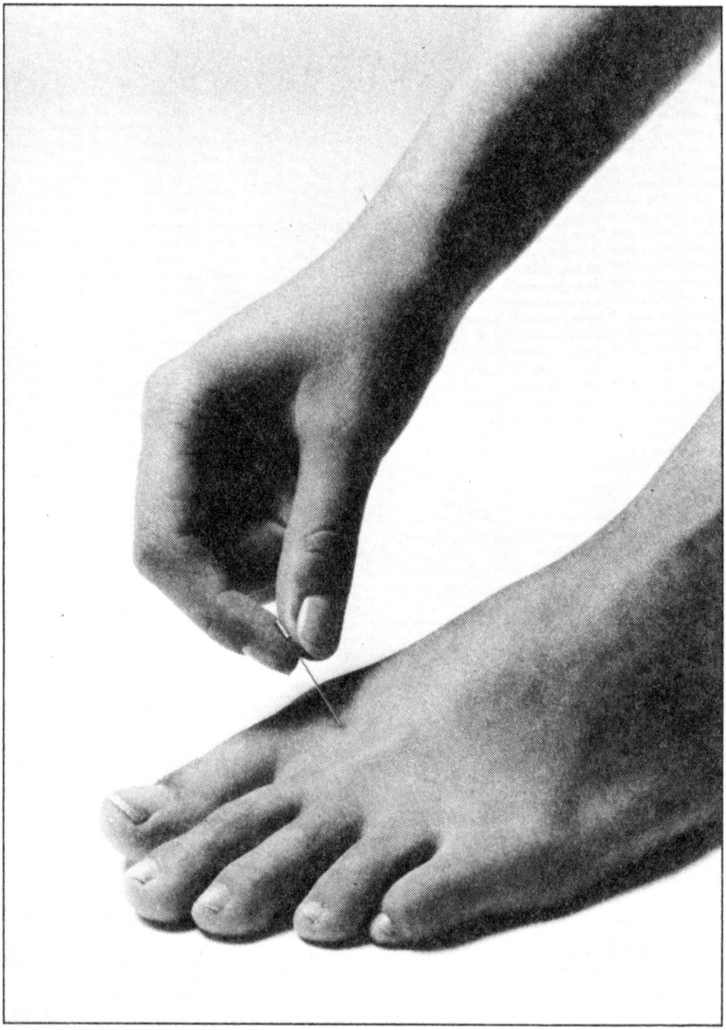

GALLENBLASENKOLIK

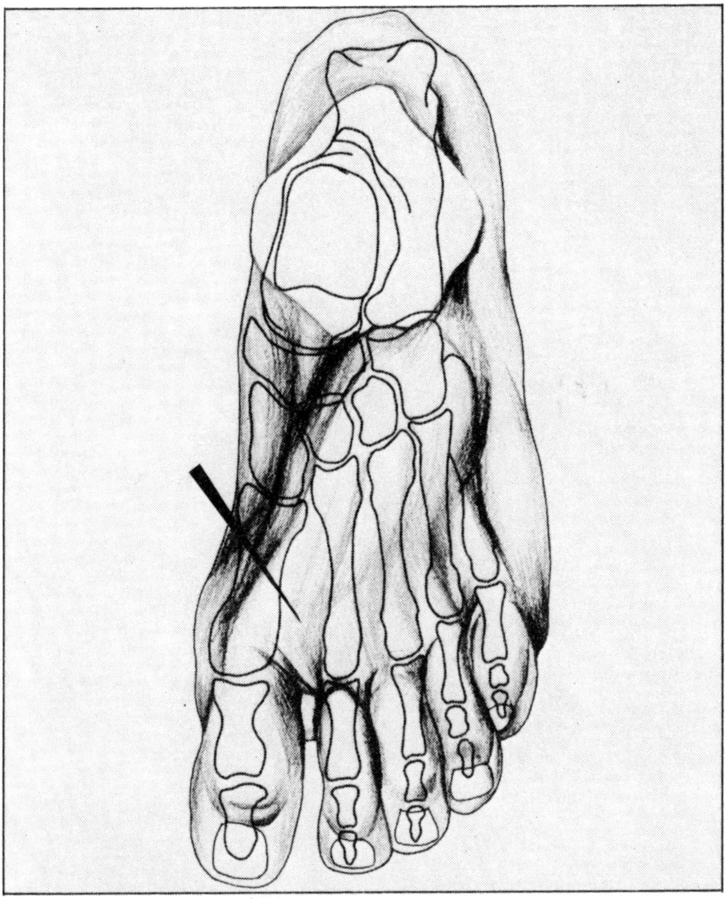

Name des Punktes:	B-P VIII
Qualität:	Beruhigung, Dämpfung
Beeinflussung:	Große Silbernadel; bis zu 20 Sekunden; halbstündige Wiederholung erlaubt

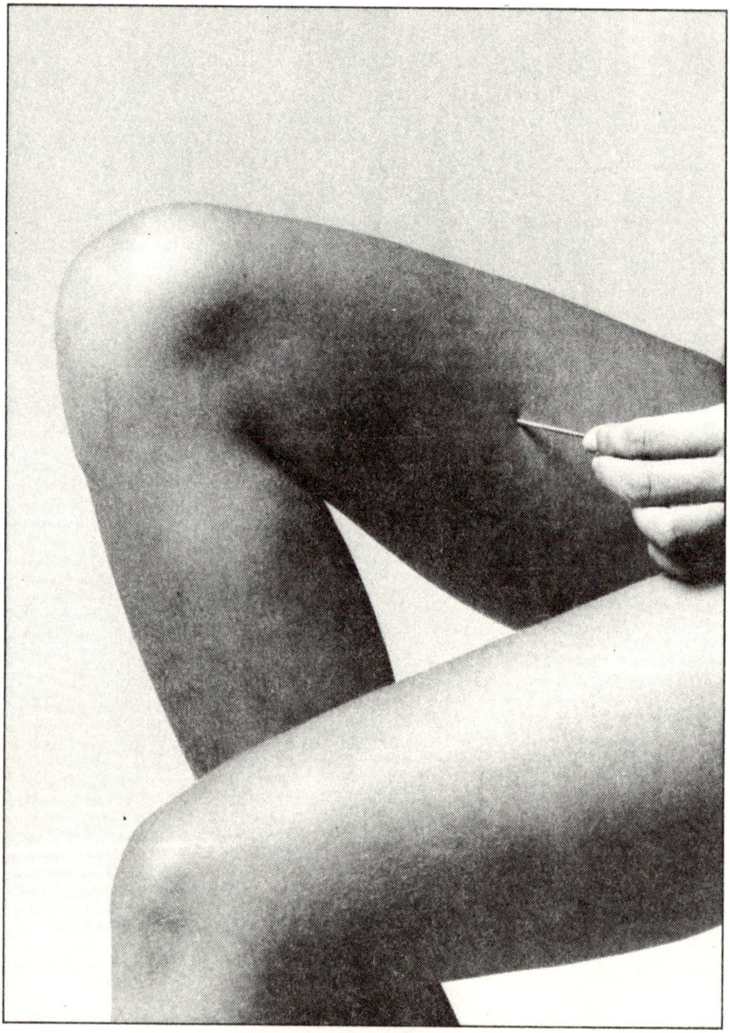

GEFÜHLSKÄLTE (FRIGIDITÄT)

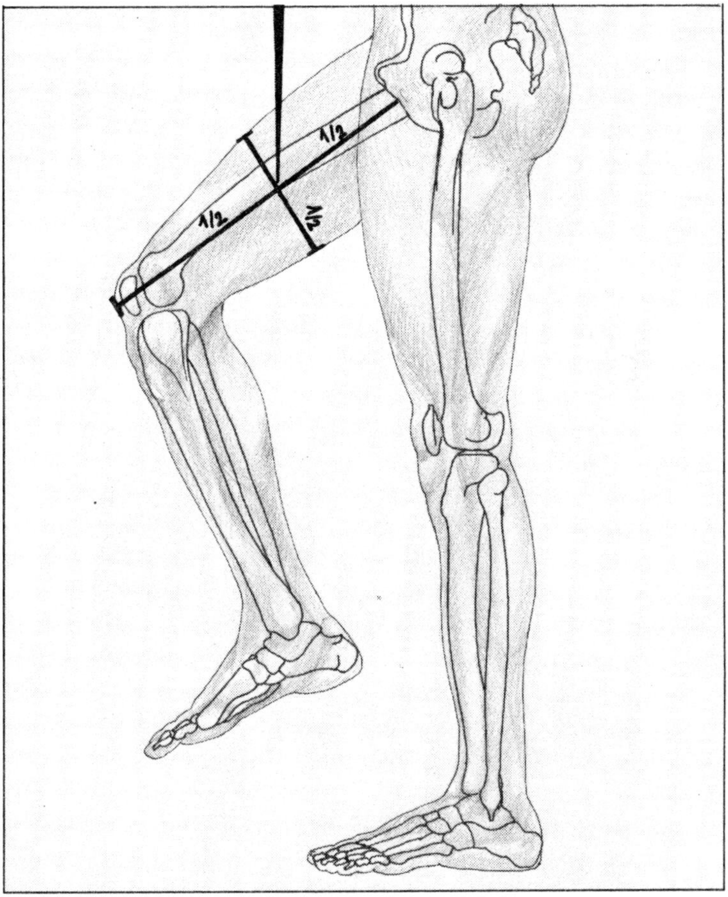

Name des Punktes: „cli-be“
Qualität: Spezialpunkt
Beeinflussung: Goldnadel; 20 Sekunden; Partnertherapie erwünscht; Ruhelage erforderlich

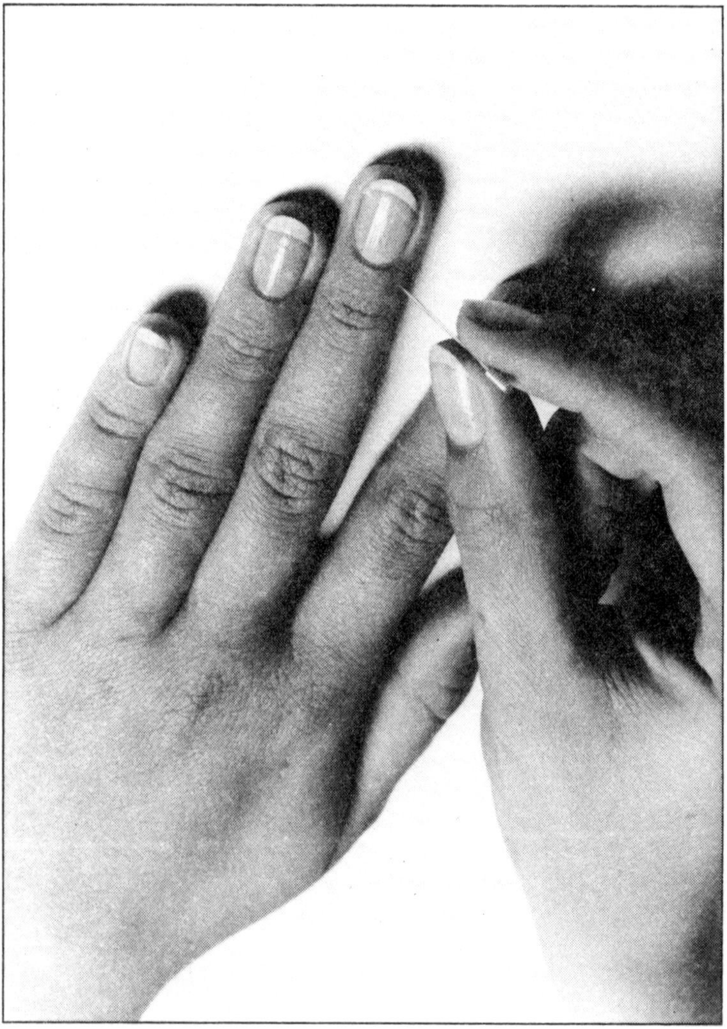

HERZSCHMERZ

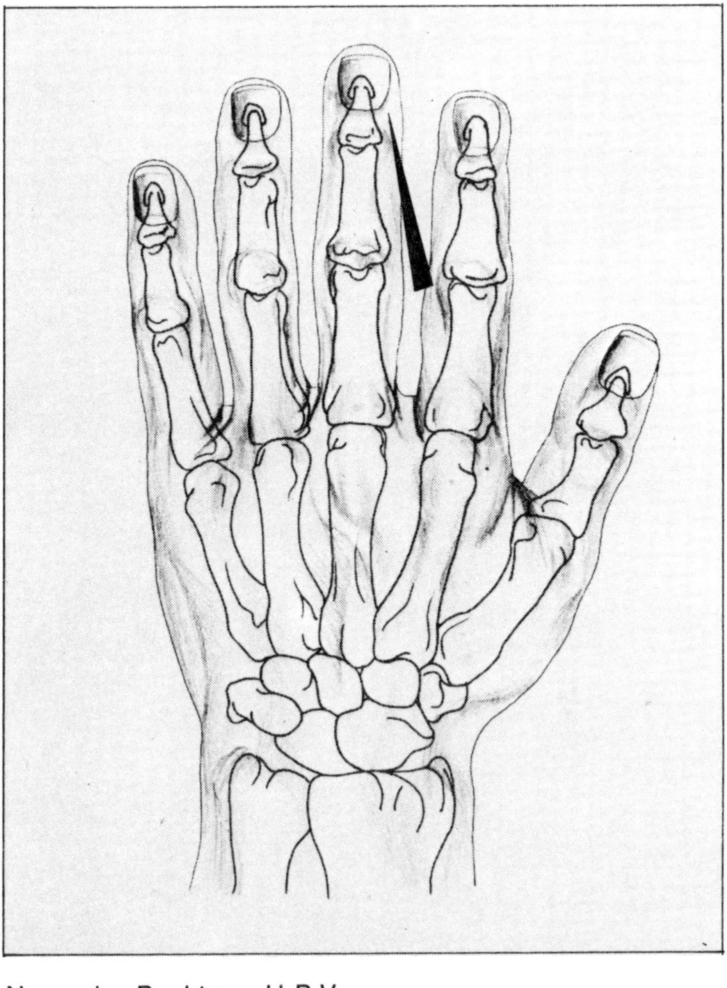

Name des Punktes: H-P V
Qualität: Harmonisierung, Beruhigung
Beeinflussung: Silbernadel; bis zu 20 Sekunden

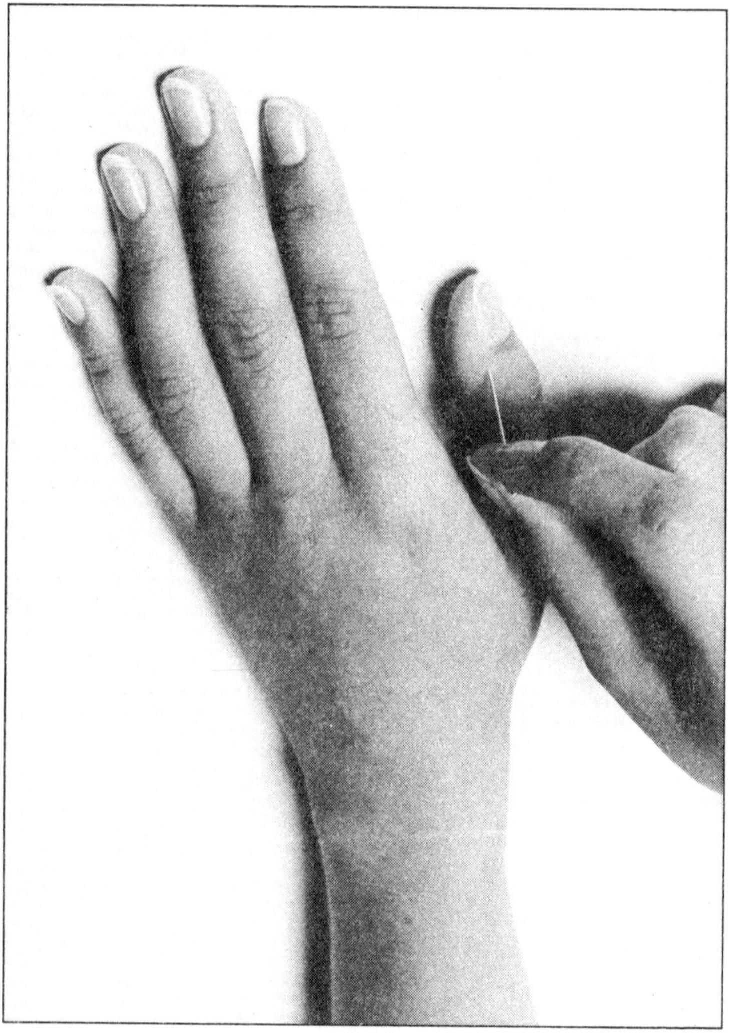

HUSTEN

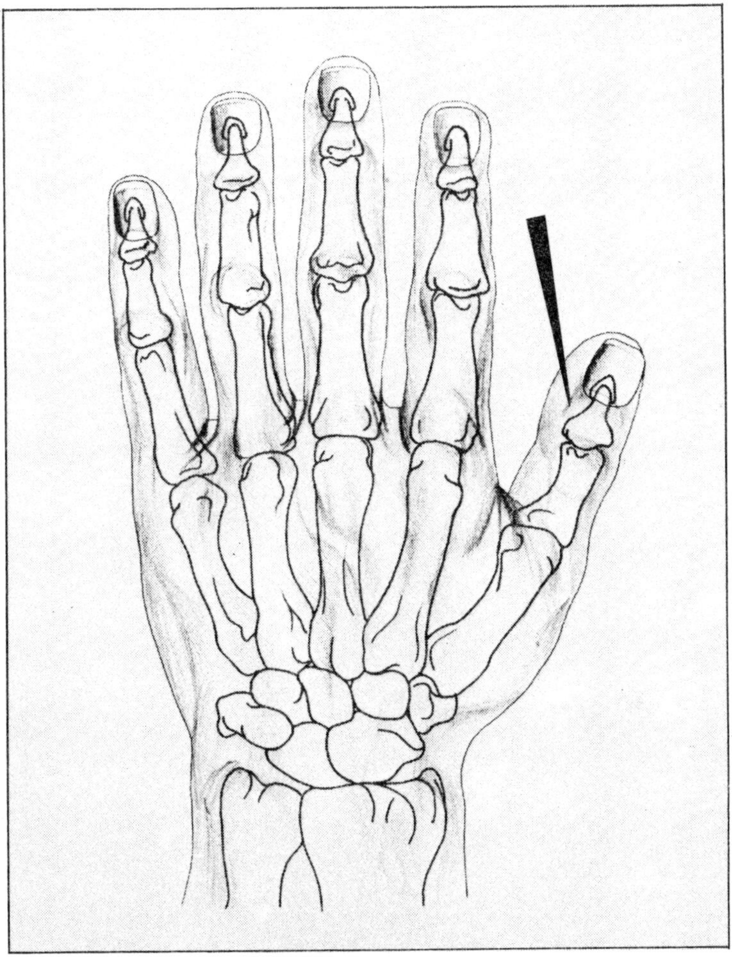

Name des Punktes: H-P IX
Qualität: Harmonisierung, Beruhigung
Beeinflussung: Kleine Silbernadel; 10 Sekunden

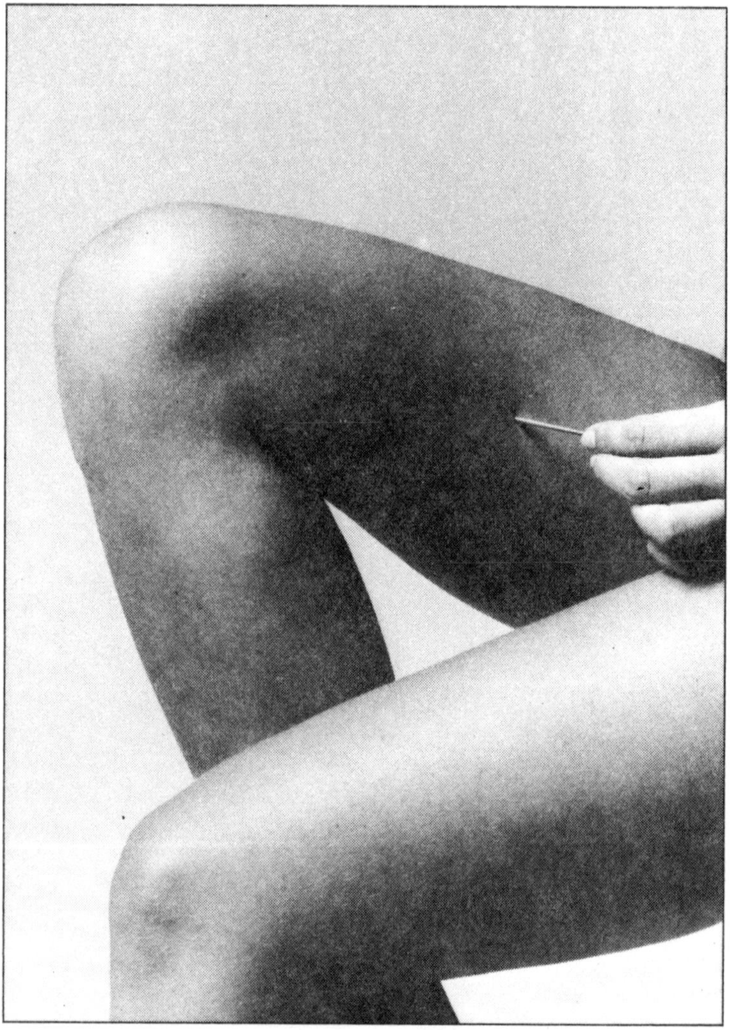

IMPOTENZ

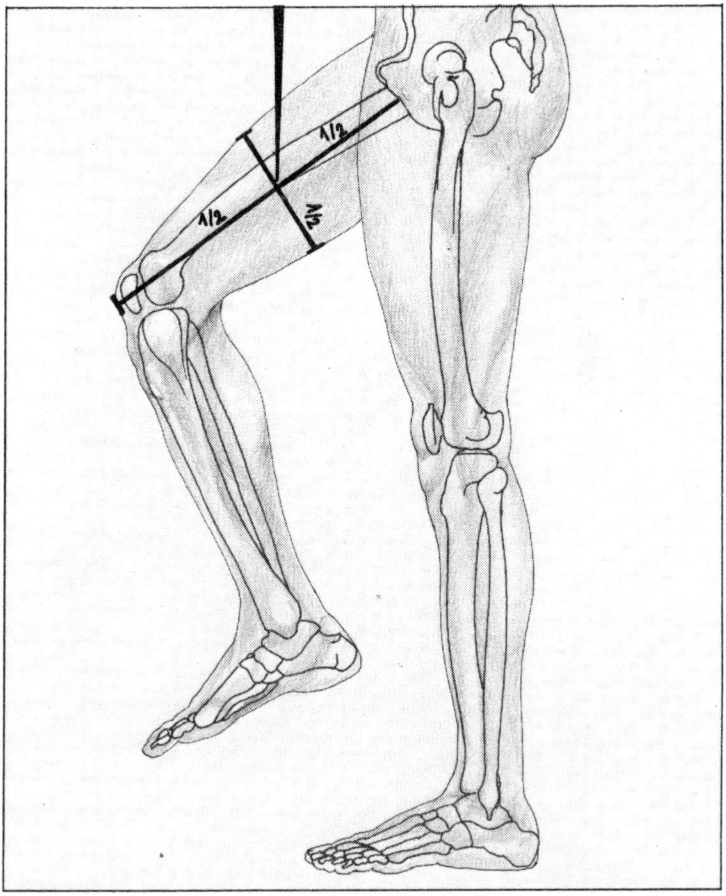

Name des Punktes: „cli-be“
Qualität: Spezialpunkt
Beeinflussung: Goldnadel; 20 Sekunden;
Partnertherapie erwünscht;
Ruhelage erforderlich

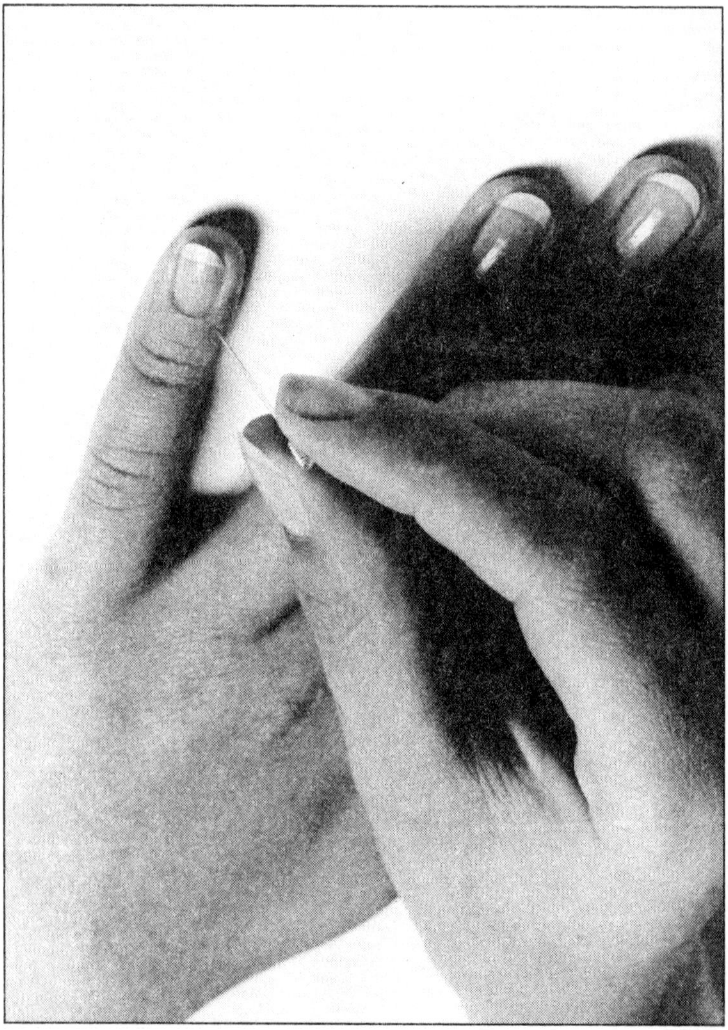

KOLLAPS — KREISLAUFSCHWÄCHE

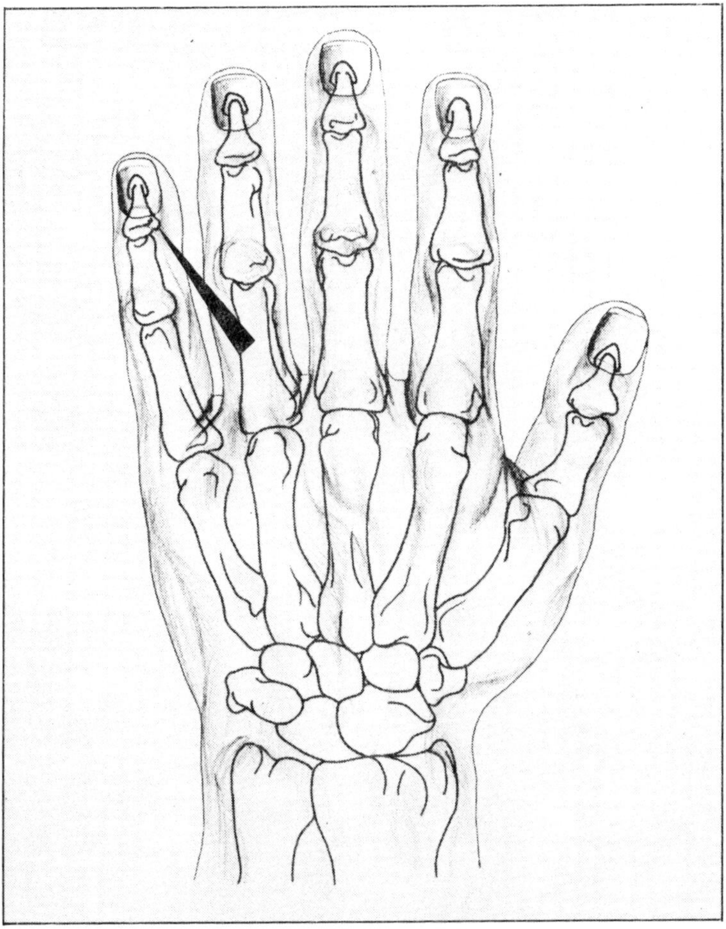

Name des Punktes: A-P I
Qualität: Anregung
Beeinflussung: Große Goldnadel; 10 Sekunden; gut acht Millimeter tief akupunktieren

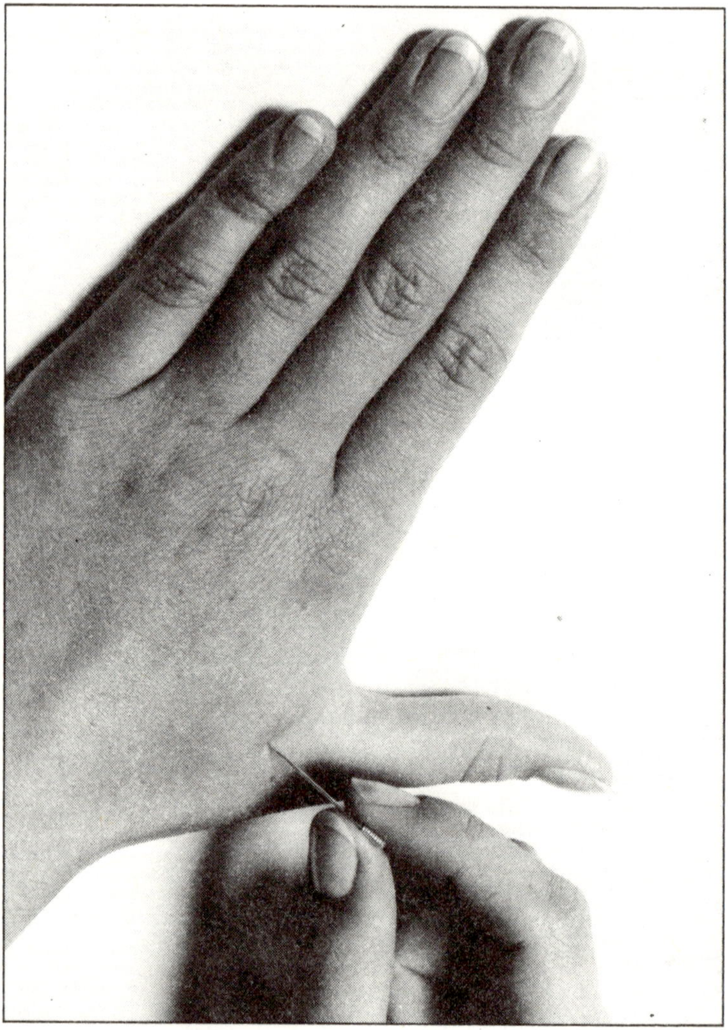

KOPFSCHMERZ

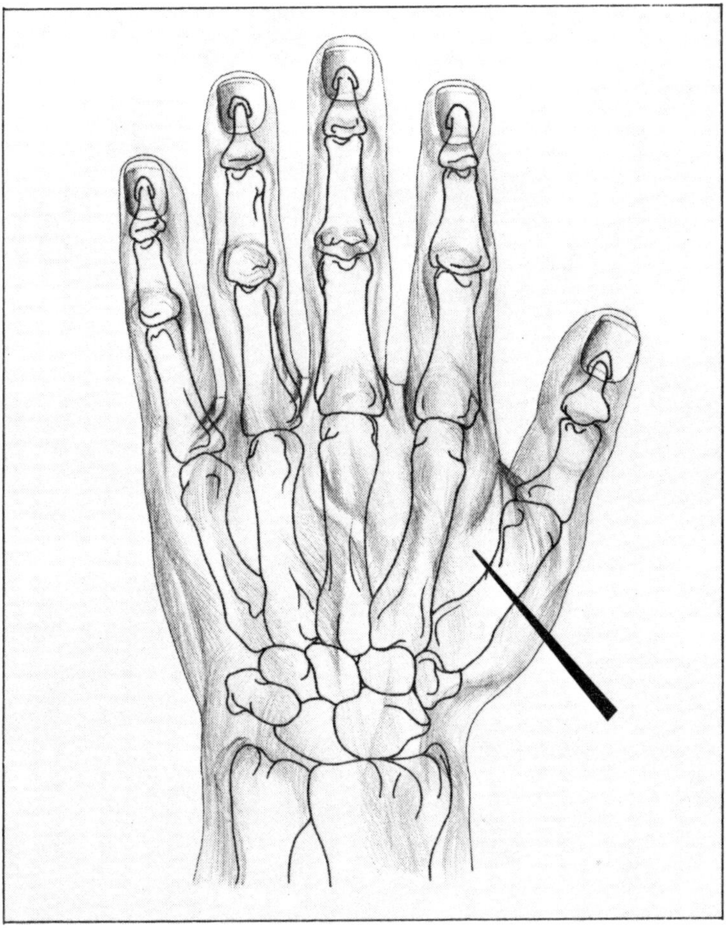

Name des Punktes: B-P X („ho-ku")
Qualität: Beruhigung, Dämpfung
Beeinflussung: Kleine Silbernadel; 20 Sekunden; Ruhelage erforderlich

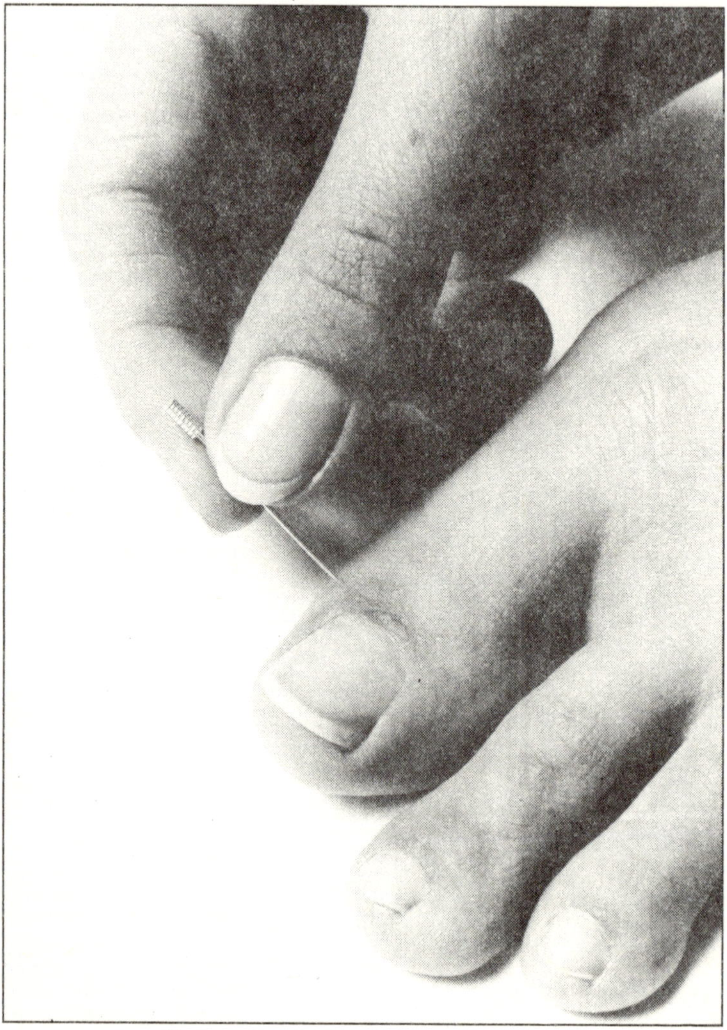

MAGENKRÄMPFE

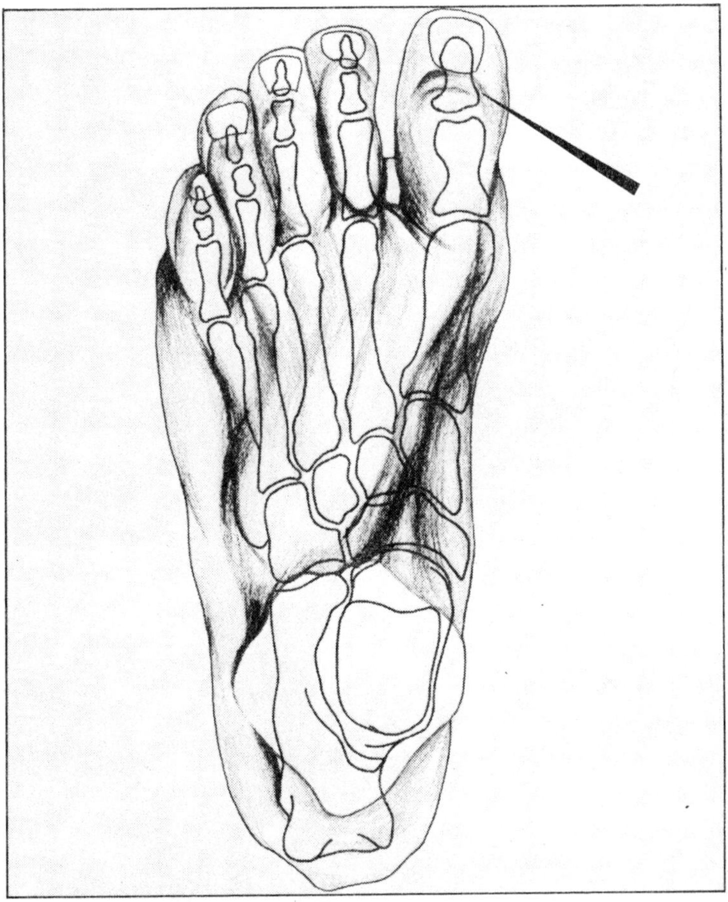

Name des Punktes:	H-P XII
Qualität:	Harmonisierung
Beeinflussung:	Kleine Silbernadel; bis zu 20 Sekunden; Wiederholung innerhalb von 30 Minuten erlaubt

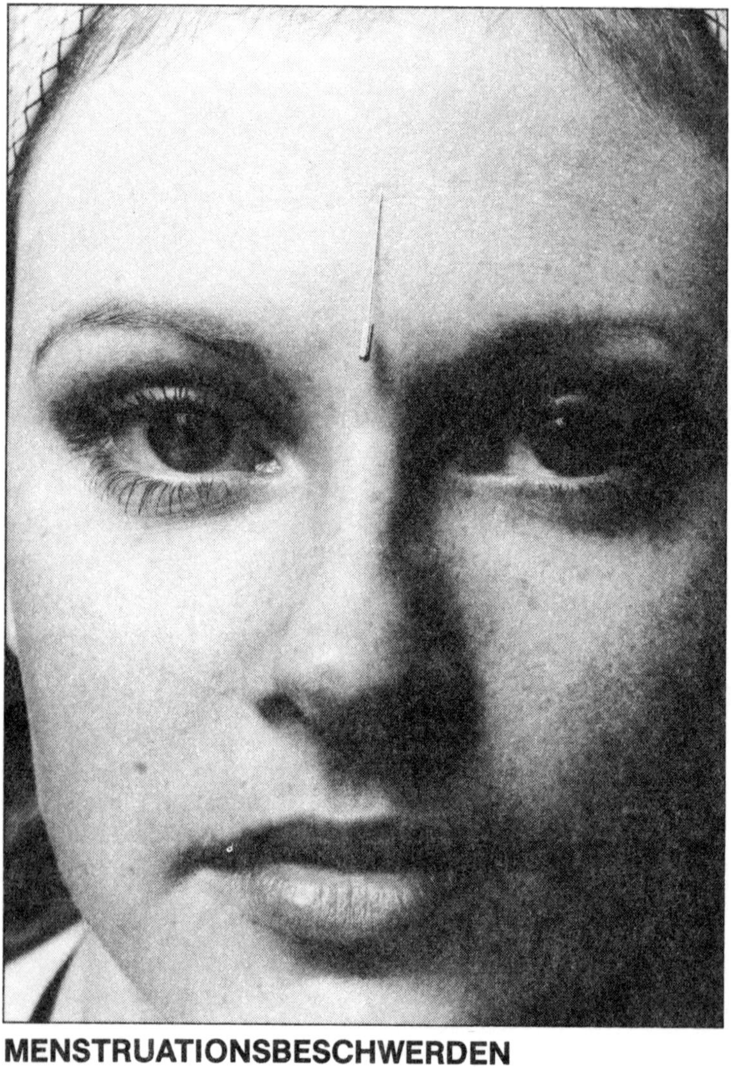

MENSTRUATIONSBESCHWERDEN

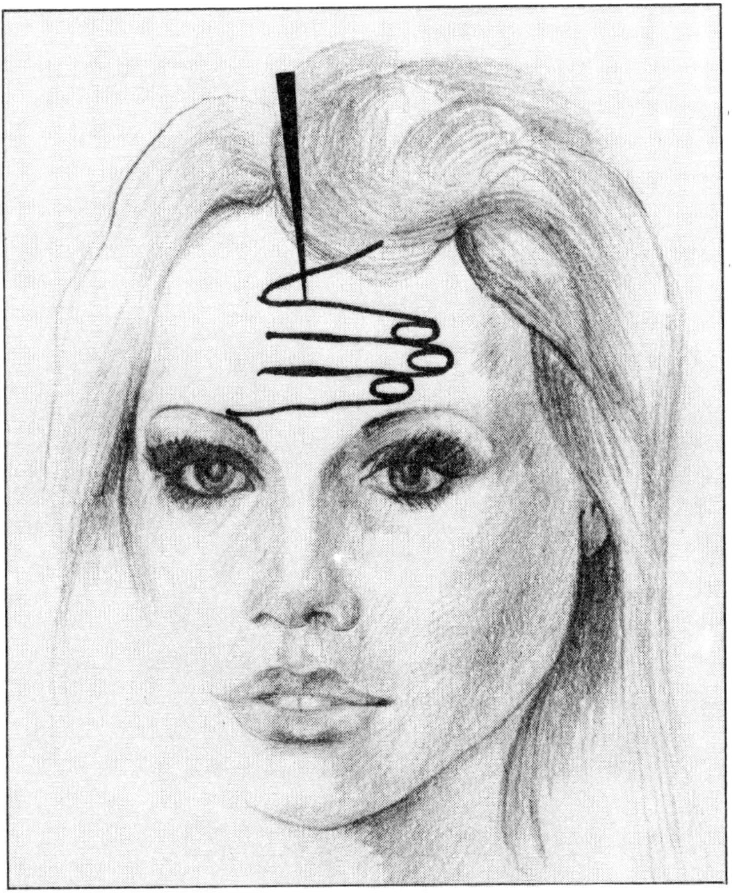

Name des Punktes: „Konzeptions"-Punkt
Qualität: Harmonisierungspunkt
Beeinflussung: Gesichtsnadel Stahl oder Silber; Einstechwinkel von 12 bis 15 Grad beachten!

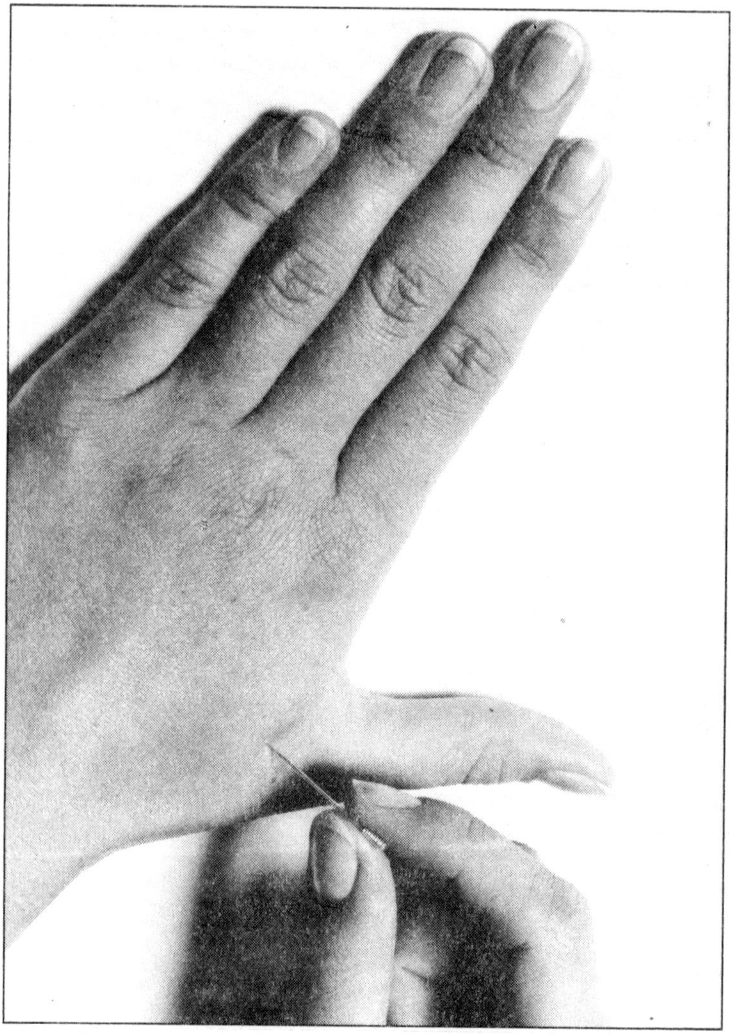

MIGRÄNE

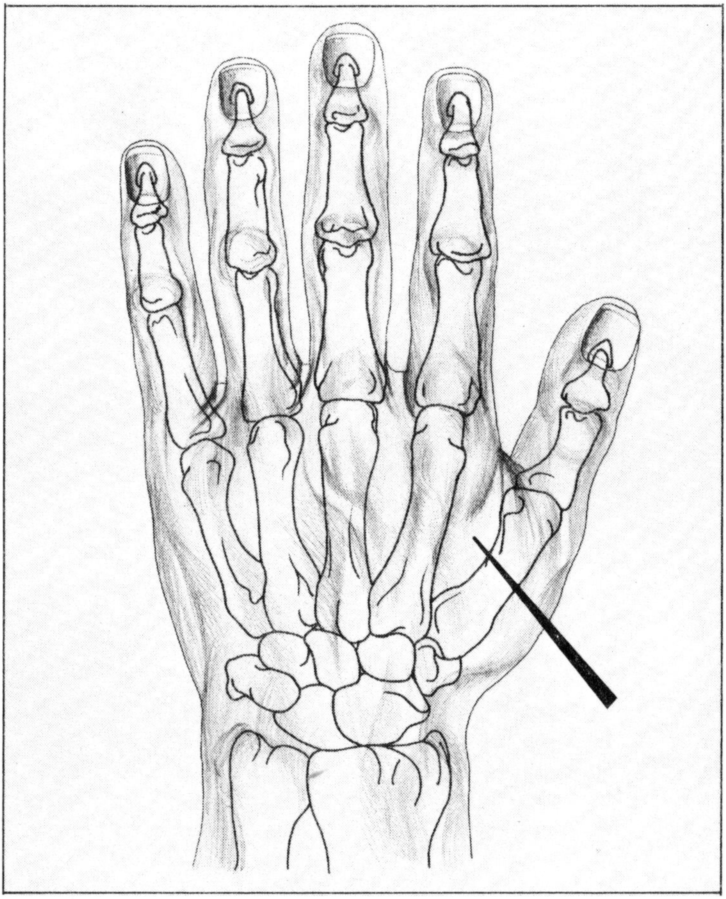

Name des Punktes:	B-P X („ho-ku“)
Qualität:	Beruhigungspunkt
Beeinflussung:	Kleine Stahlnadel; bis zu 20 Sekunden; Akupressur auf der schmerzenden Körperseite

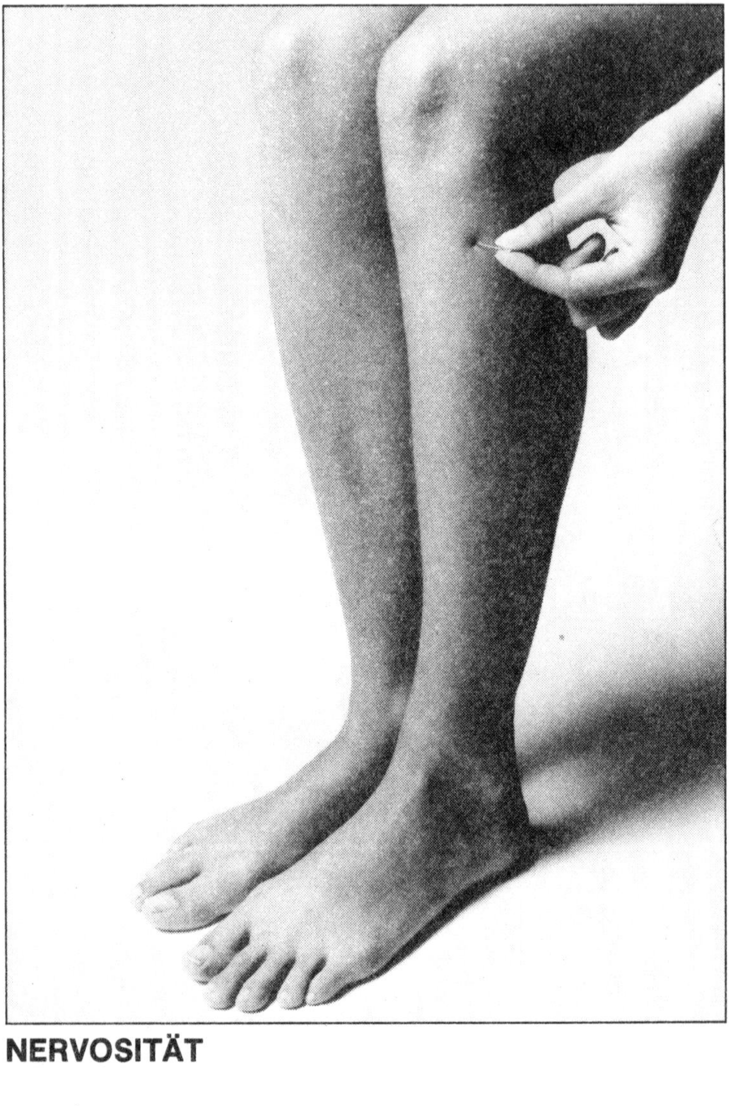

NERVOSITÄT

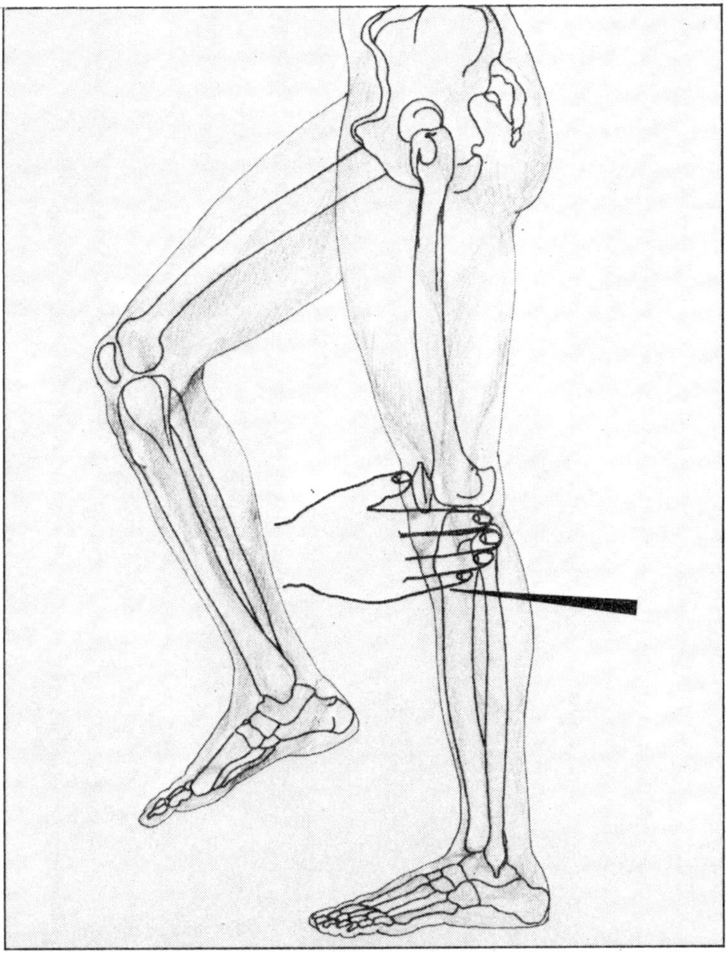

Name des Punktes: „Göttlicher Gleichmut“
Qualität: Harmonisierungspunkt
Beeinflussung: Stahlnadel; 10 bis 20 Sekunden

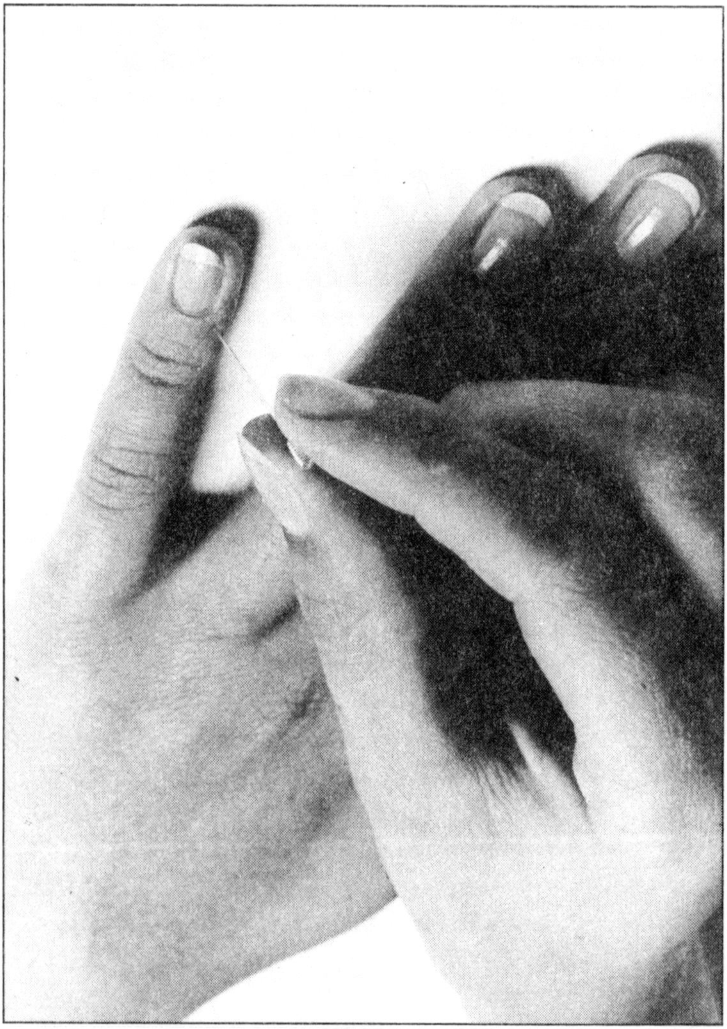

NIEDRIGER BLUTDRUCK

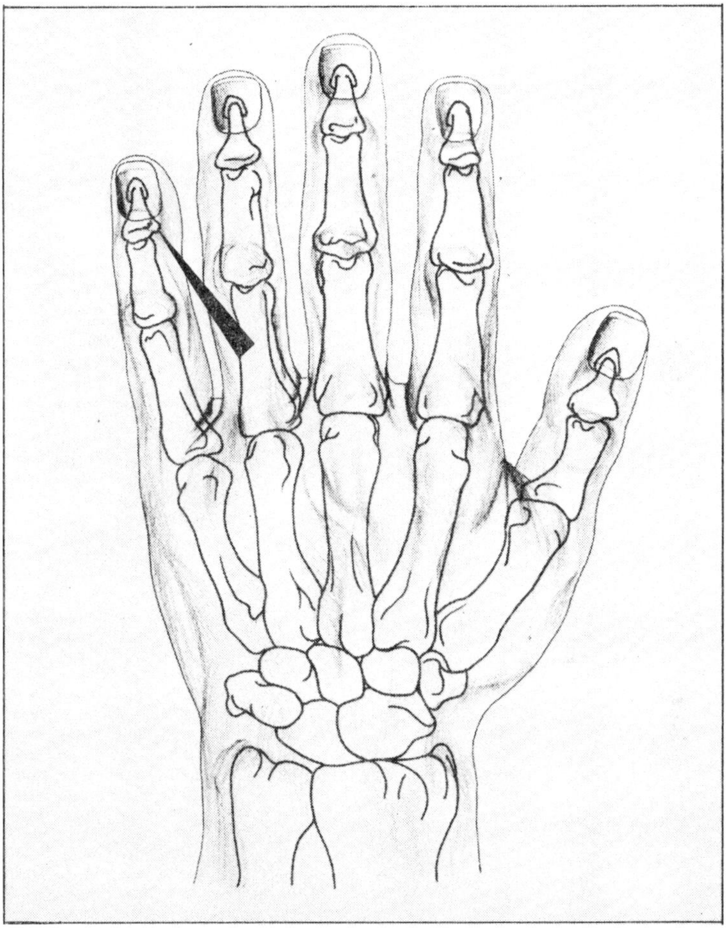

Name des Punktes: A-P I
Qualität: Anregungspunkt
Beeinflussung: Große Goldnadel; fünf Sekunden; sehr gut am Morgen wirksam

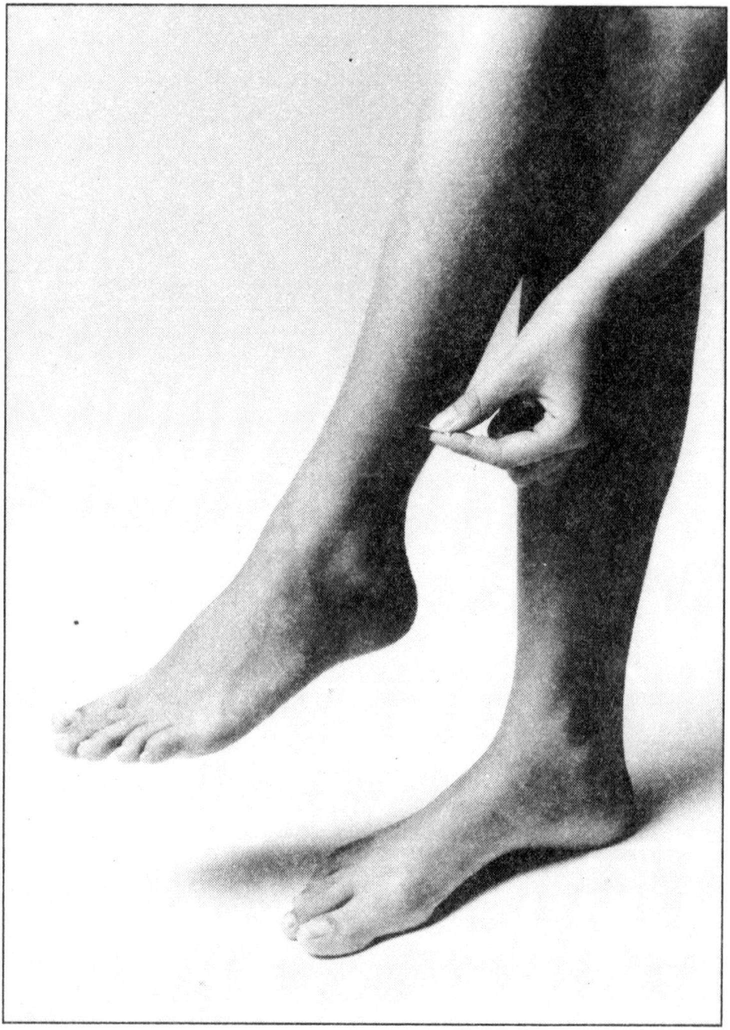

REISEKRANKHEIT

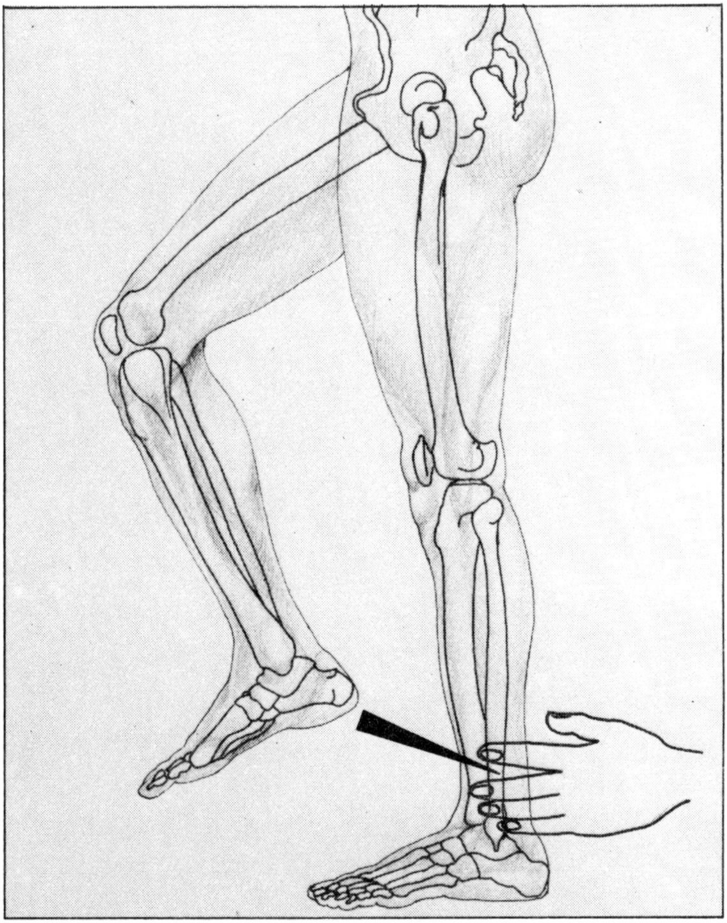

Name des Punktes: A-P IV
Qualität: Anregungspunkt
Beeinflussung: Kleine Goldnadel; 10 Sekunden; vor Antritt der Reise

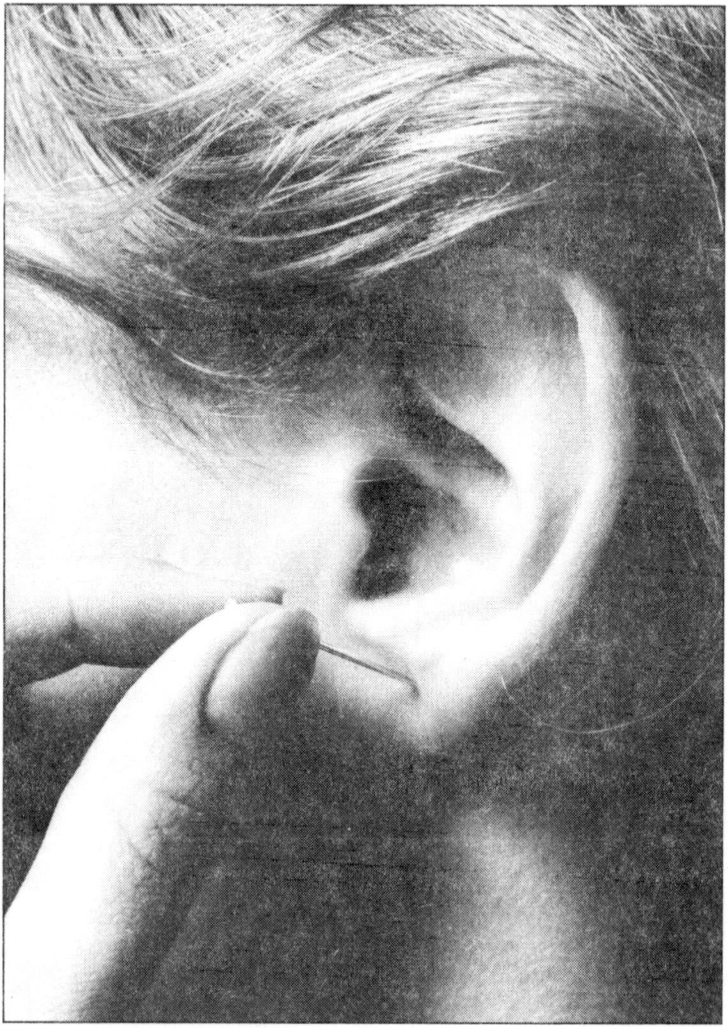

SCHLAFSTÖRUNGEN

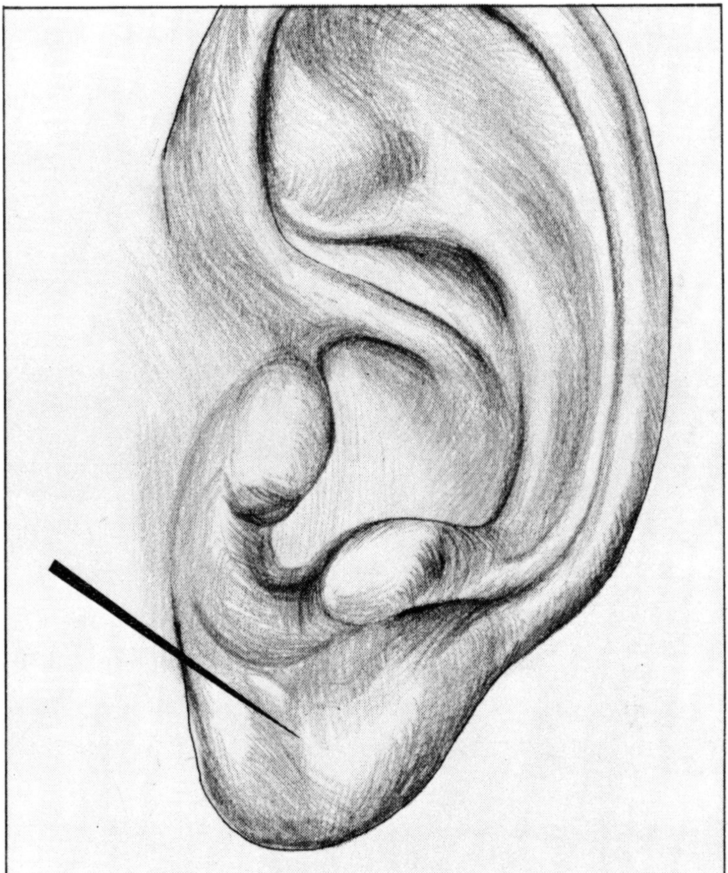

Name des Punktes:	„ha-u-san“
Qualität:	Spezialpunkt
Beeinflussung:	Große Silbernadel; 10 Sekunden; 20 Minuten vor dem Schlafengehen, Ruhelage erforderlich

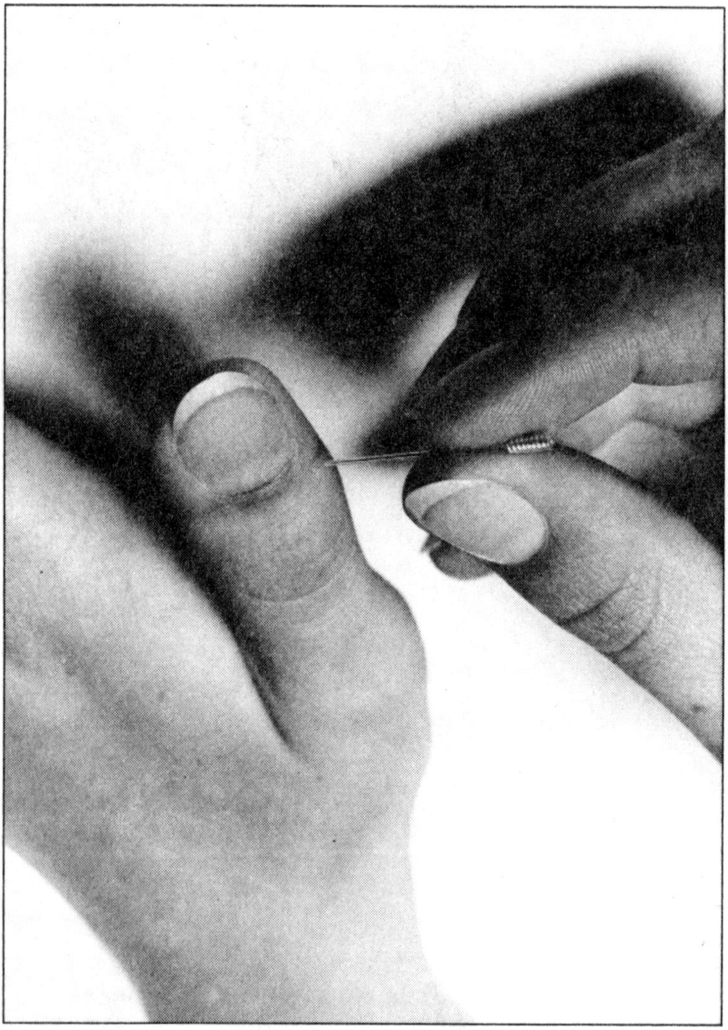

SCHMERZ

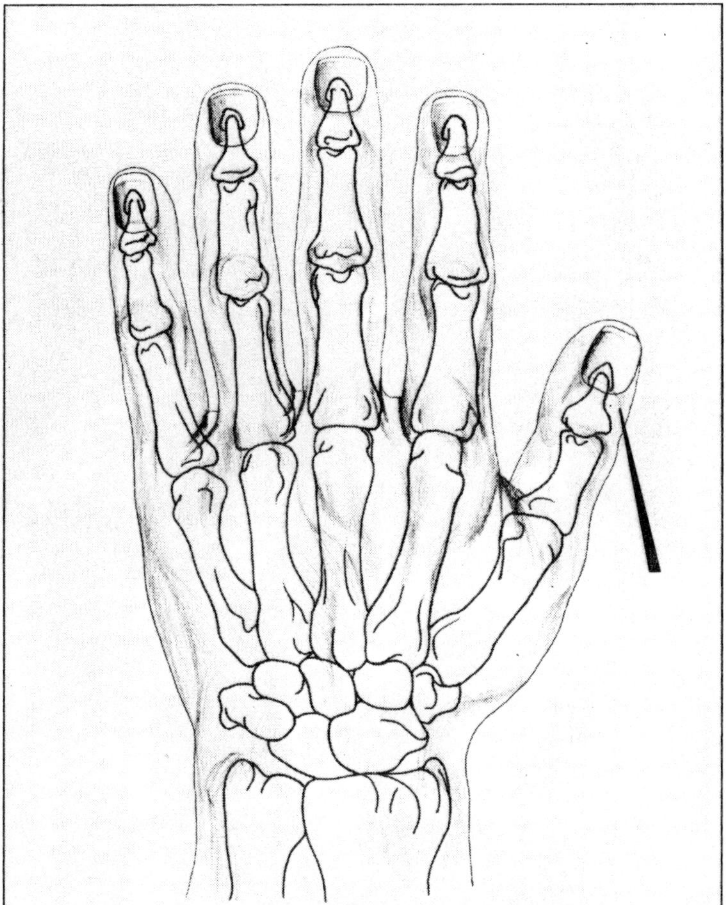

Name des Punktes: „nu-san“
Qualität: Spezialpunkt
Beeinflussung: Große Silbernadel; 20 Sekunden

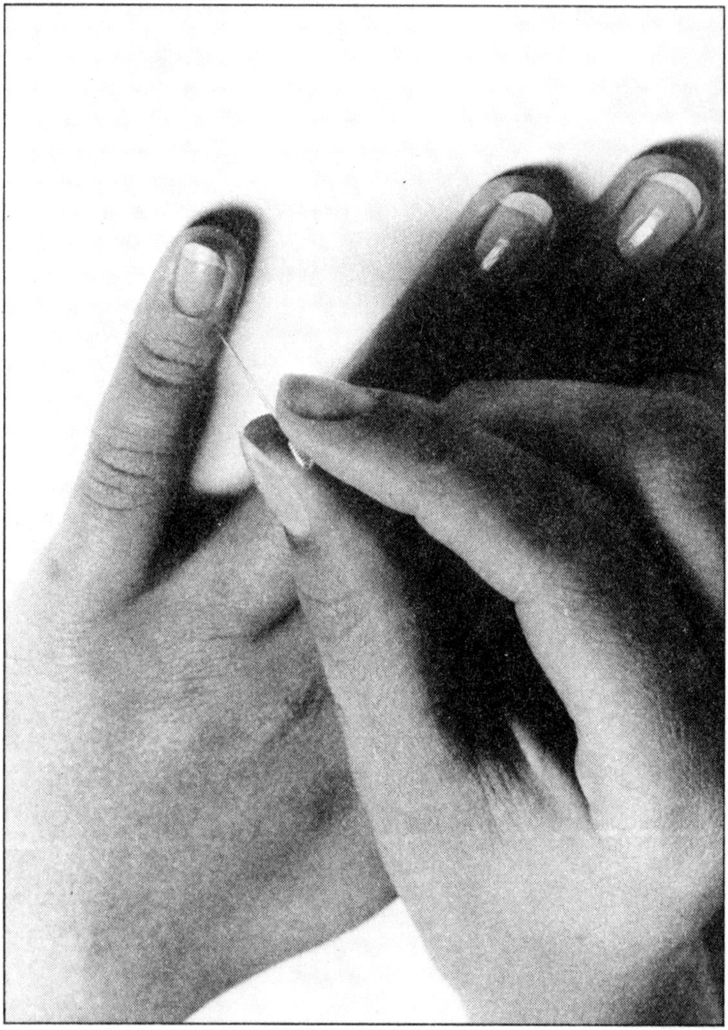

SCHOCK

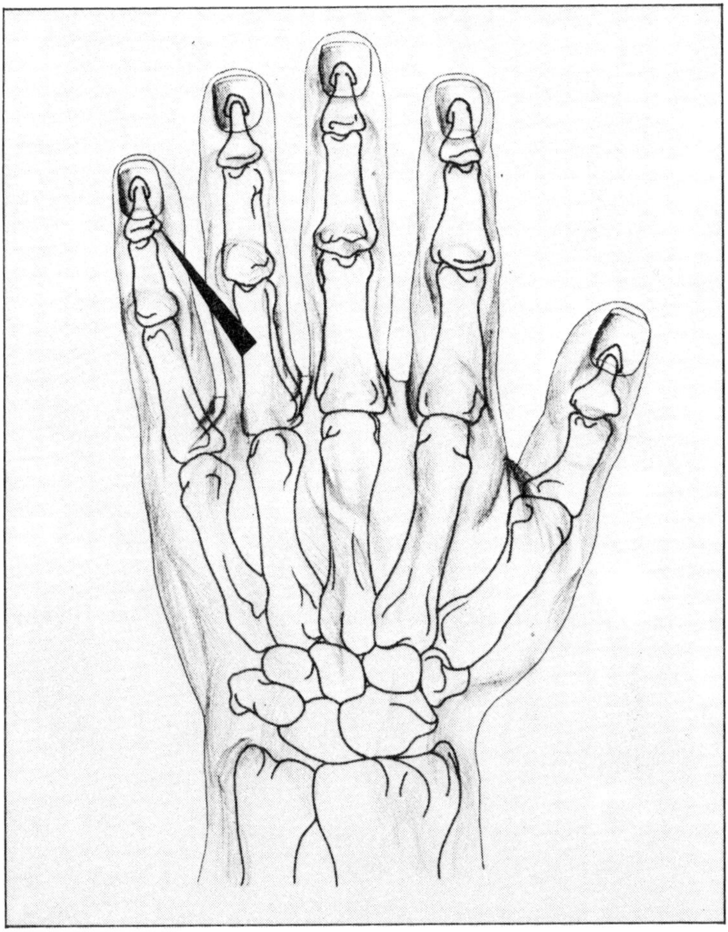

Name des Punktes: A-P I
Qualität: Anregungspunkt
Beeinflussung: Große Goldnadel; tiefe Akupunktur durch „Vogelpicken“

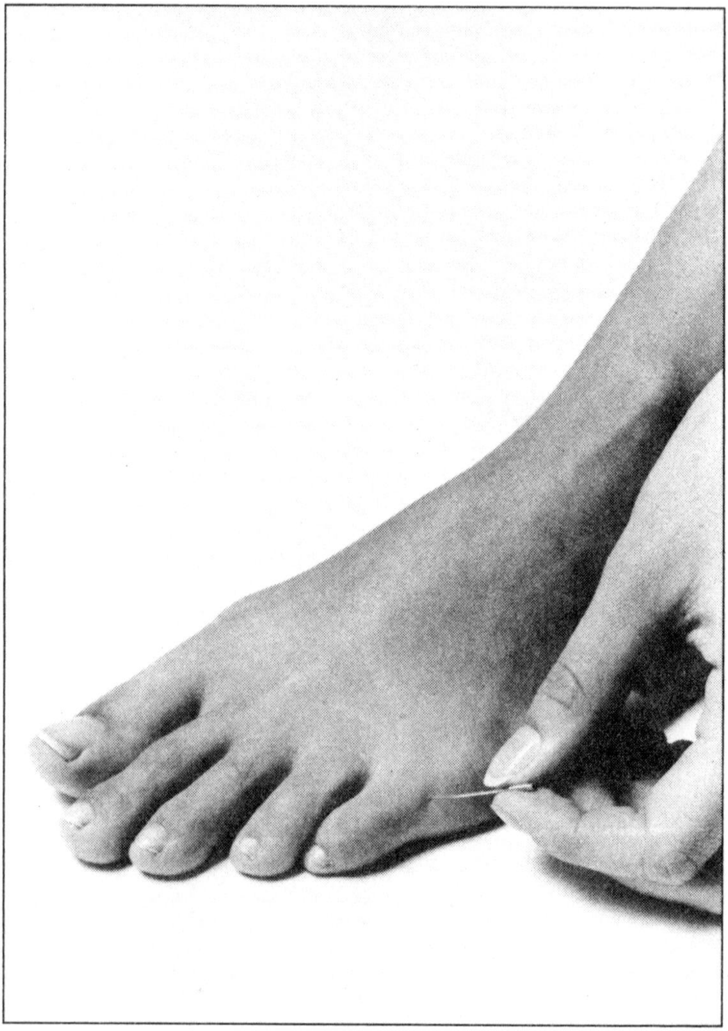

SCHWITZEN

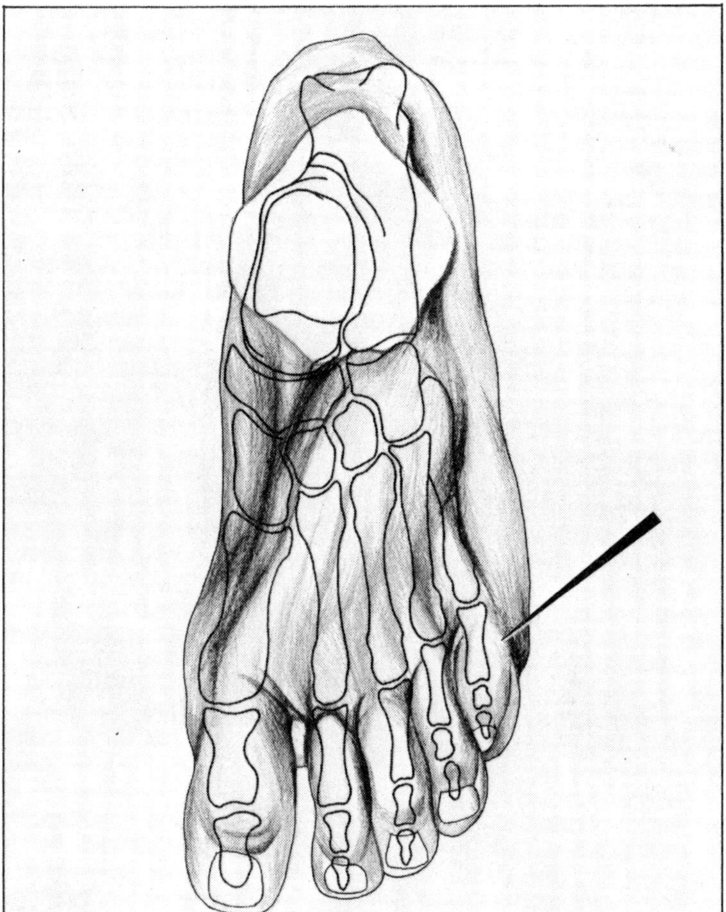

Name des Punktes:	A-P III
Qualität:	Anregungspunkt
Beeinflussung:	Goldnadel; 10 Sekunden

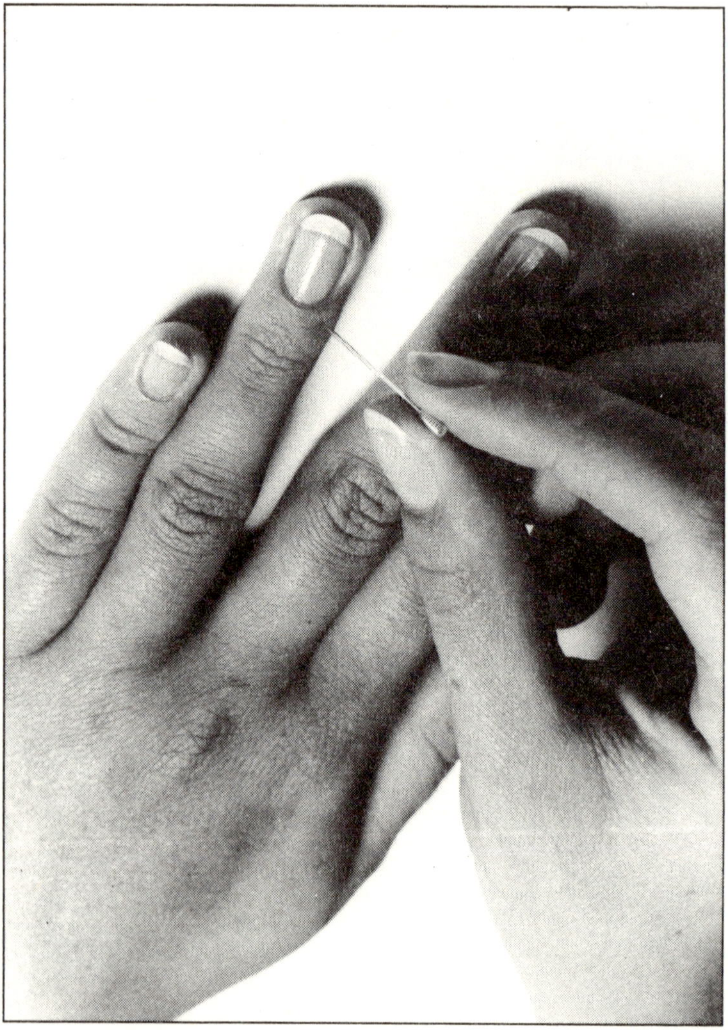

VEGETATIVE DYSTONIE

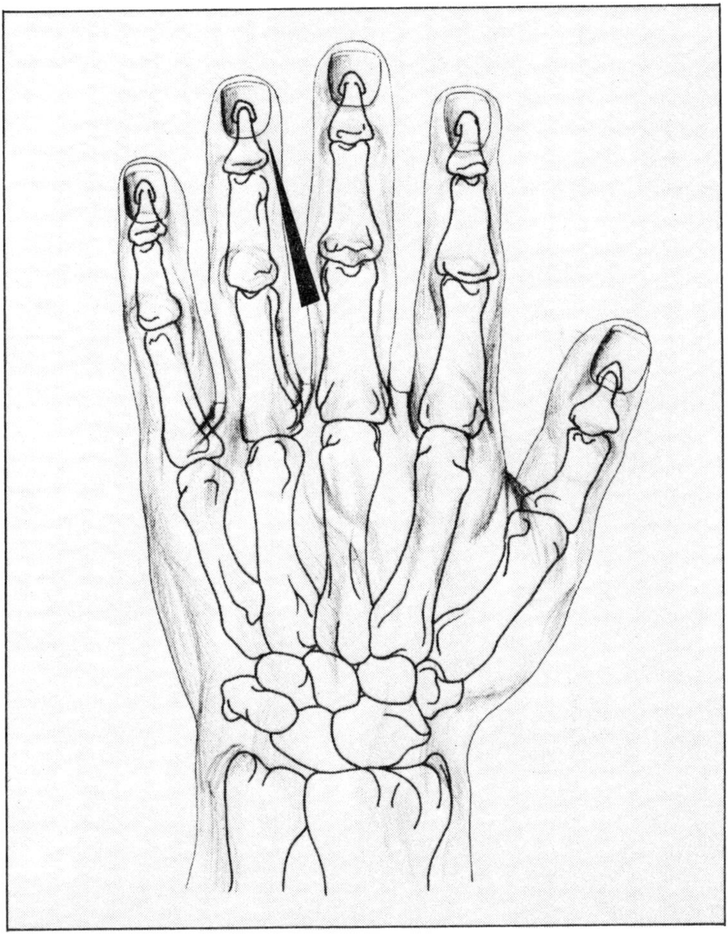

Name des Punktes: H-P VI
Qualität: Harmonisierungspunkt
Beeinflussung: Kleine Goldnadel; 10 Sekunden; vor allem morgens wirksam

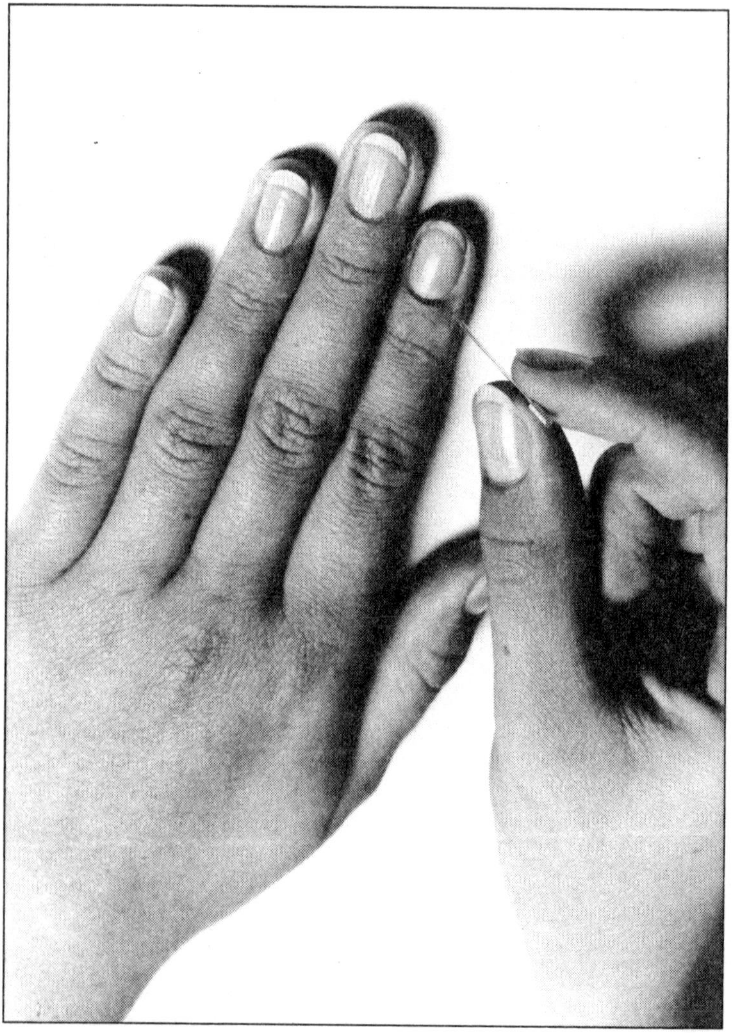

VERSTOPFUNG

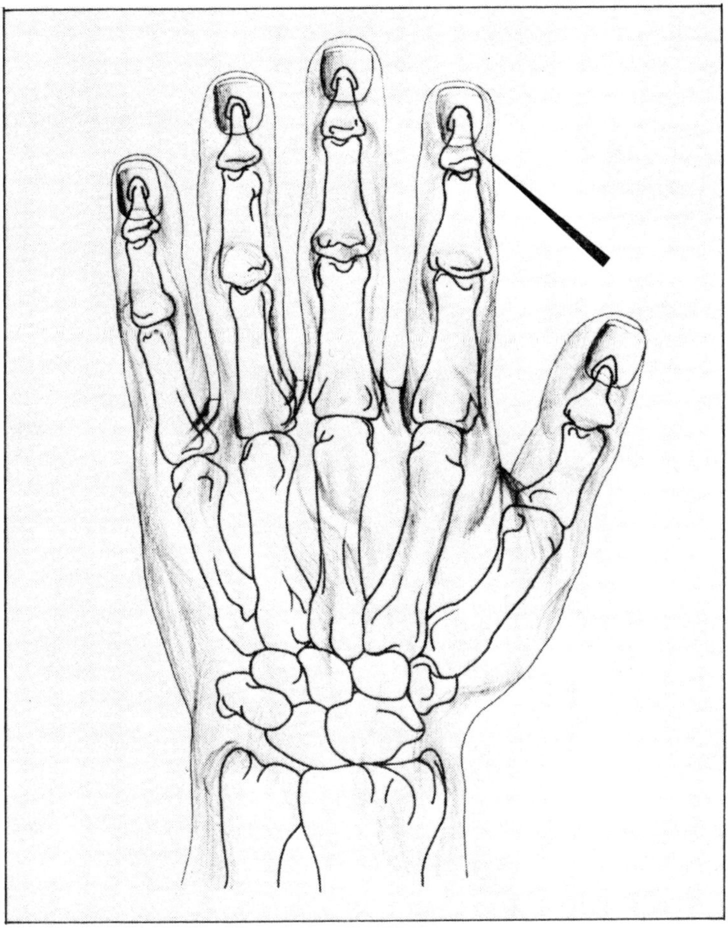

Name des Punktes: H-P X
Qualität: Harmonisierungspunkt
Beeinflussung: Große (Gold!)-Nadel; einmal täglich 10 Sekunden

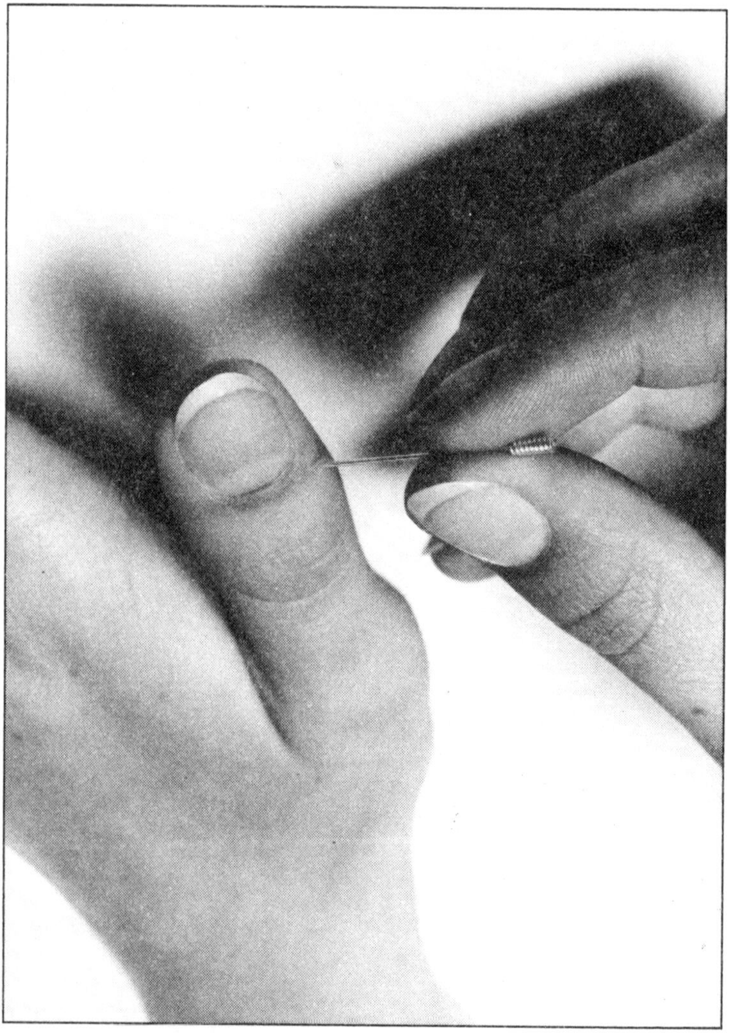

ZAHNSCHMERZ

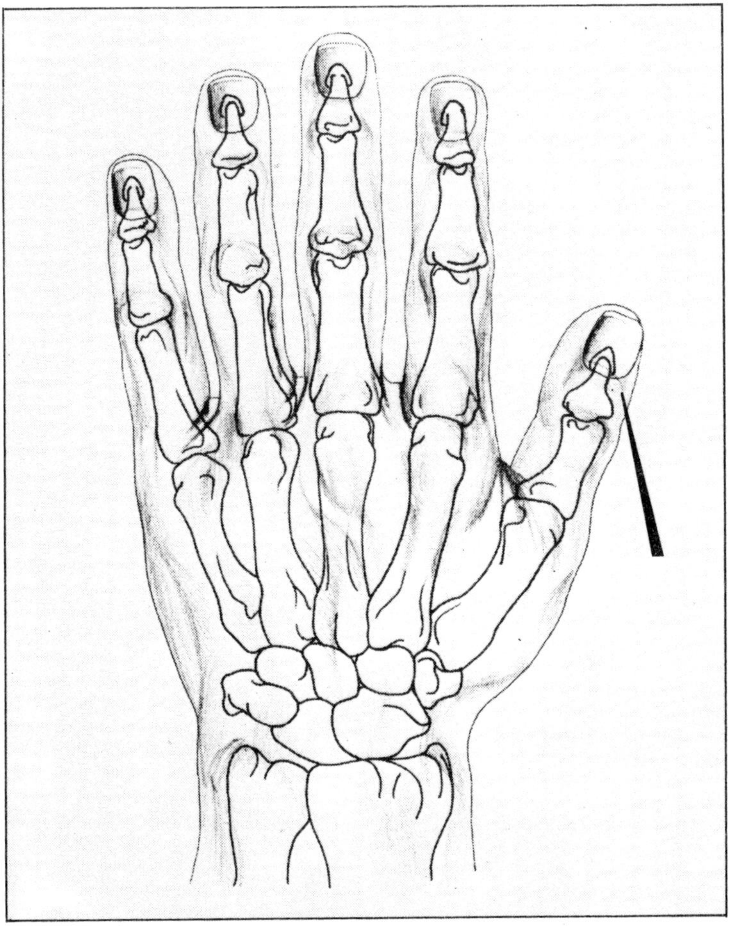

Name des Punktes:	Spezialpunkt
Qualität:	Dämpfung, Beruhigung
Beeinflussung:	Große Silbernadel; wiederholt bis zu 30 Sekunden Dauer akupunktieren

Nützliche Adressen

- Deutsche Ärztegesellschaft für Akupunktur e. V.,
  Sybelstraße 37, 1000 Berlin 12;
  Präsident: Dr. Olaf von Leitner

- Deutsche Akademie für Akupunktur und
  Aurikulo-Medizin,
  Connollystraße 26, 8000 München 40;
  Tel.: (0 89) 35 16 100;
  Leiter der Akademie: Dr. Frank Bahr

- Ludwig-Bolzmann-Gesellschaft,
  Tivoligasse 65, 1120 Wien (Österreich);
  c/o Dr. med. Johannes Bischko

- „Akupunktur-Service" für Nadeln,
  Diagnosegeräte usw.,
  Sommerau 5, 8311 Gerzen/Bayern;
  Tel.: (0 87 44) 10 37

Akupressur für jeden

Eine Anleitung in Bildern

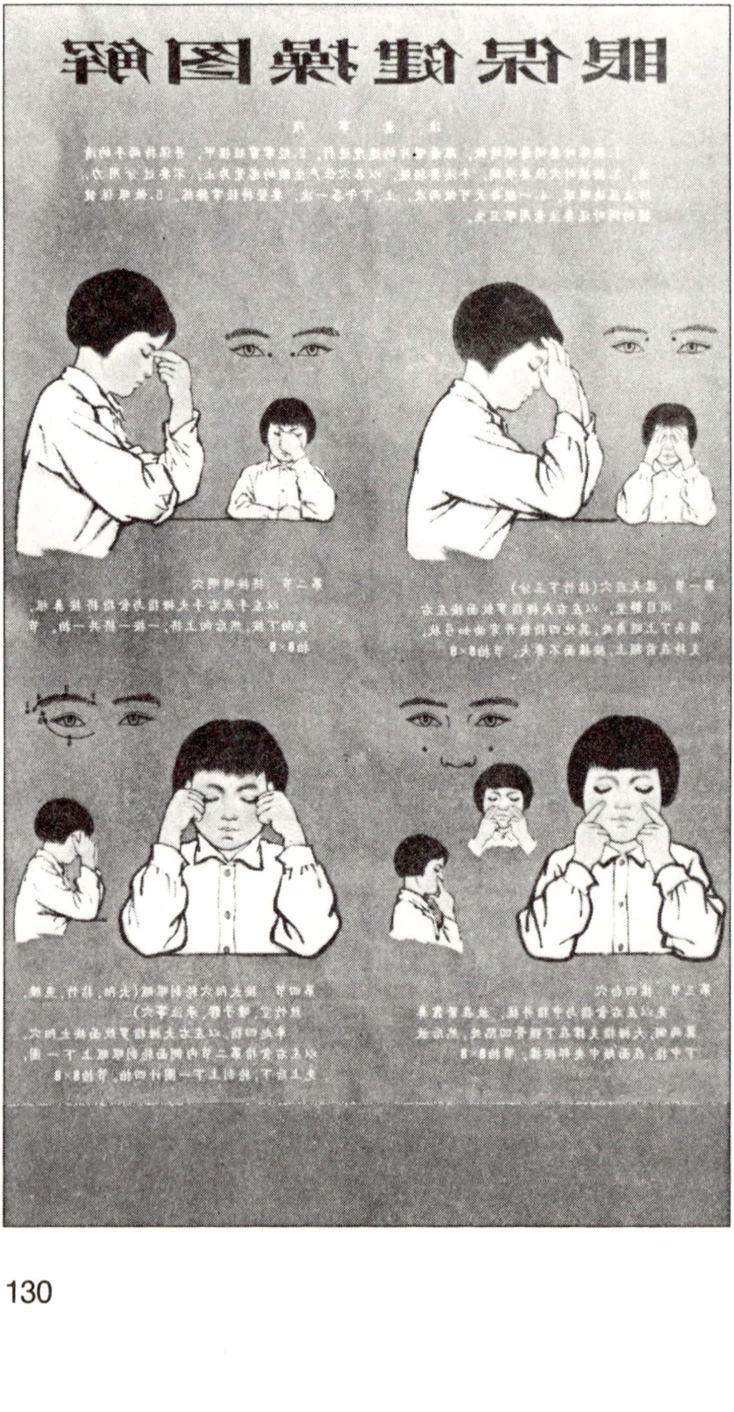
眼保健操图解

Akupressur — Hilfe durch Fingerdruck

Der Siegeszug der Akupunktur, der chinesischen Heilweise mit Hilfe goldener Nadeln, ist unvergessen. Millionen Menschen hat die fünftausend Jahre alte Methode Schmerzfreiheit und Heilung gebracht. Jetzt kommt aus China eine zweite Heilmethode: Akupressur.

Akupressur heilt mit Fingerdruck!

Akupressur ist die Fortentwicklung der Akupunktur. Sie benutzt die gleichen Punkte und Meridiane, in welche die Nadeln gestochen werden. Doch Akupressur verzichtet auf Metall! Statt der Nadeln werden Daumen und Zeigefinger benutzt. Die Wirkung ist die gleiche! Der Fingerdruck auf den richtigen Punkt befreit von vielen Leiden. Akupressur macht nicht nur schmerzfrei. Akupressur verkürzt Krankheiten, behebt Funktionsstörungen, beseitigt die organischen Folgen von Hetze, Angst und Streß.

In Chinas Schulen wird Akupressur bereits als Unterrichtsfach gelehrt. Plakate in Millionenauflage erläutern die Einzelheiten. Die Abbildung links zeigt ein solches chinesisches Plakat mit Erläuterungen, auf welche Weise Akupressur an der Stirn- und Augenregion angewendet werden soll.

Akupressur ist keine Geheimwissenschaft!

Das ist das Beste an der neuen chinesischen Heilmethode. Sie setzt weder ein Medizinstudium noch eine Fachausbildung voraus. Jeder, der die leicht verständlichen Akupressurregeln beherzigt, kann sich selber helfen. Die Kenntnis der wichtigsten Haut-Punkte und der Heilanzeigen — das ist es, was der Kranke wissen muß. Denn Akupressur macht die Ärzte und ihre bewährten Behandlungsmethoden nicht überflüssig. Die Fingerdruckmethode hilft (ebenso wie die Akupunktur durch Nadeln) auch nicht gegen Krebs und schwere organische Leiden.

Akupressur lindert und heilt jene Krankheiten, die durch Fehlfunktionen des Nervensystems ausgelöst werden.

Das ist, in unseren hektischen Zeiten, jede zweite Krankheit. Vor allem aber ist Akupressur ein zuverlässig und sicher wirkendes Mittel gegen den Schmerz — und das ohne jede Nebenwirkung! Diese Erfolge grenzen oft an das Wunderbare. Sie werden möglich, weil Akupressur auf den jahrtausendealten Erfahrungen der Nadelkunst Akupunktur beruht. Alle Risiken der Nadelung sind aber ausgeschlossen. Akupressur verursacht weder einen Stichschmerz, noch kann es eine Blutung auslösen. Und Krankheitskeime können durch Fingerdruck auch nicht eingeschleppt werden.

Akupressur ist einfach, sicher und schmerzfrei!

Wegen dieser unbestreitbaren Vorzüge hat die vor kurzem noch weitgehend unbekannte Methode nun ihren Siegeszug um die Welt angetreten. Chinesische Akupressur-Experten, die auf jahrelange Erfahrungen zurückblicken, haben ihre Kenntnisse mittlerweile an amerikanische und europäische Ärzte weitergegeben — mit dem ausdrücklichen Wunsch, daß die Heilweise als Naturheilmethode allen, auch den medizinischen „Laien“ zugänglich gemacht werden möge.

Akupressur ist eine Methode der Selbstbehandlung!

In der Tat wäre nicht einzusehen, weshalb in China die Akupressur von Kindern selbständig ausgeübt werden darf, während sie außerhalb des Reiches der Mitte den Spezialisten vorbehalten bleiben sollte. Was in China wirkt und hilft, tut in gleicher Weise Europäern gut. Körperbau und Nervensystem eines

Chinesen unterscheiden sich schließlich nicht von dem eines Deutschen oder Schweizers.

Im Laufe ihrer langen Entwicklungsgeschichte hat die Akupunktur manche Wandlung erfahren. Geblieben ist das Prinzip. Es hat sich seit fünftausend Jahren nicht verändert: Die Einwirkung auf bestimmte Punkte und Leitlinien setzt im Organismus Entwicklungen in Gang, die Heilung und Gesundung fördern (vgl. auch Abbildung auf Seite 136). Bis heute ist unklar, wie Akupressur und Akupunktur wirken. Alle Erklärungsversuche sind widersprüchlich und unbefriedigend. Selbst die chinesischen Wissenschaftler, welche sich seit nunmehr nahezu drei Jahrzehnten in eigens gegründeten Forschungsinstituten mit dem Wirkungsmechanismus der beiden Heilweisen befassen, sagen: „Wir wissen nicht, warum Akupressur wirkt. Wir wissen nur, daß sie wirkt."

Und darauf kommt es an. Den Experten sind mittlerweile mehr als 1030 Akupunkturstellen am ganzen Körper bekannt. Doch die Entdeckung der geheimnisvollen Punkte ist bislang nicht abgeschlossen. Neben den großen Leitlinien und den seit langem bekannten, bewährten Punkten werden immer wieder neue „Spezialpunkte" entdeckt, die bei bestimmten Störungen gute Dienste leisten. So ist die Erkenntnis, daß wichtige Narkose-Punkte an der Ohrmuschel lokalisiert sind, neueren Datums.

Die wichtigsten Punkte muß man kennen!

Niemand, selbst die erfahrenen Meister nicht, kann alle Akupressur-Punkte gleich gut kennen. Für einen „Laien" — und dazu muß jeder gerechnet werden, der sich nicht jahrelang ausschließlich mit der Heilweise beschäftigt — reicht es jedoch völlig aus, wenn er die *wichtigen* Punkte anzuwenden weiß. Niemand, der sich selber helfen will, braucht *alle* Punkte zu kennen.

Welche Arten von Punkten gibt es?

Die Lage der Heilpunkte ist genau bekannt. Sie liegen auf den vierzehn Leitlinien („Meridianen"), die seit altersher erforscht sind. Diese Meridiane haben bestimmte Namen — so „Meister des Herzens", „Dreifacher Erwärmer" oder „Gouverneurs-Meridian" — und weisen stets drei unterschiedliche Punktarten auf:

- Die „Harmonisierungspunkte" liegen am Anfang und am Ende einer Leitlinie. Wer sie durch Akupressur beeinflußt, sorgt für den harmonischen Gleichklang aller Organe, die diesem Meridian zugeordnet sind.
- Der „Anregungspunkt" ist auf jeder Leitlinie nur einmal vorhanden. Seine Akupressur aktiviert die Kraftreserven des betreffenden Organs.
- Der „Beruhigungspunkt", auch er ist auf jeder

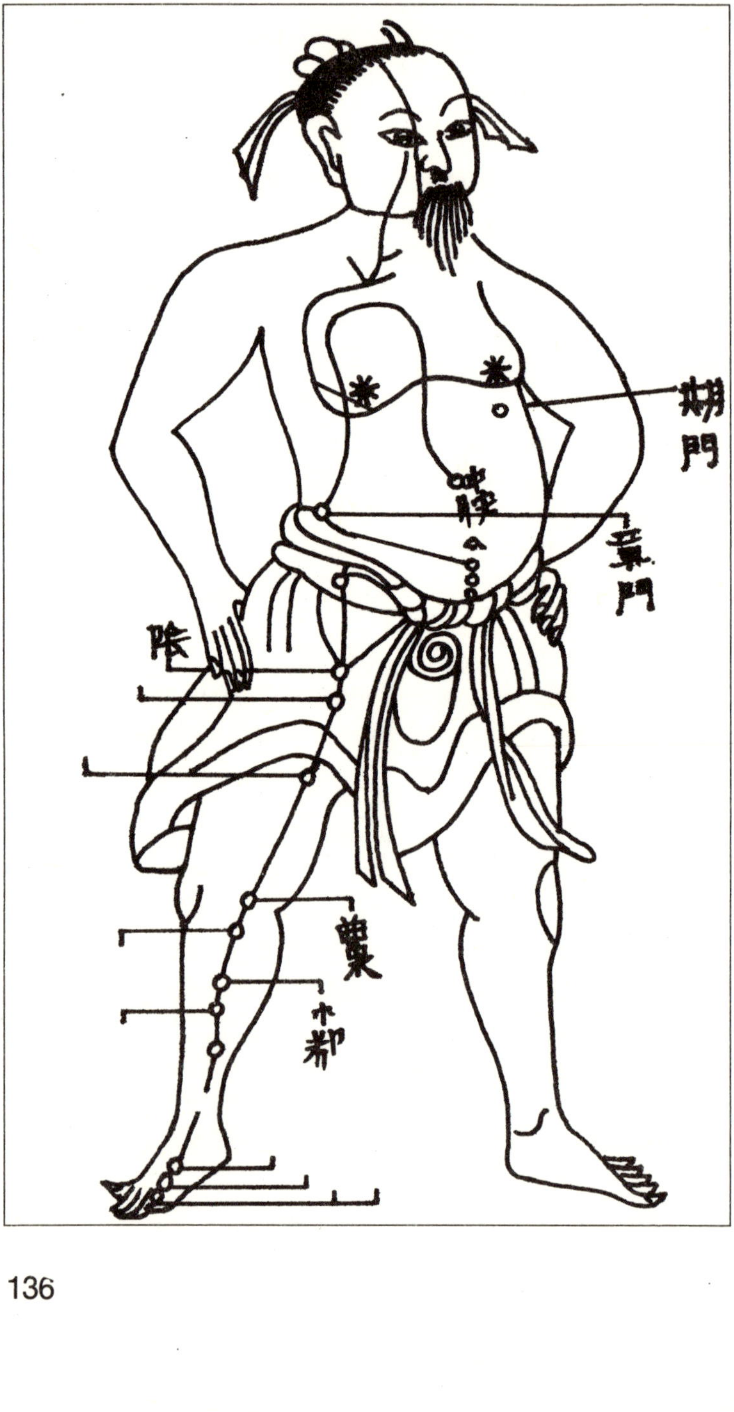
期門
中脘
章門
陰
曲泉
中都

Leitlinie nur einmal vorhanden, dämpft und beruhigt die nervösen Funktionen. Seine Akupressur wird als besonders wohltuend empfunden.

Erleichtert wird die erfolgreiche Akupressur durch ein System von „Alarm"-Punkten (die Chinesen nennen sie „Mu"-Punkte). Jedes große Organ hat einen Alarmpunkt. Seine kunstgerechte Pressur bewirkt die unverzügliche Besserung der Beschwerden, vor allem der Schmerzen.
Schließlich sind in den letzten Jahren eine ganze Reihe von „Spezial"-Punkten entdeckt worden. Sie sind bei genau umschriebenen Beschwerden angezeigt.

Die Heilanzeigen der Akupressur

Wer sich selber helfen will (oder muß), braucht nicht das Gesamtsystem der Punkte und Meridiane* zu kennen.
Dieses vorliegende Buch verzichtet ganz bewußt darauf, dem Patienten alle Ableitungen der Punkte vorzuführen. Für den erstrebten Heilerfolg ist es ausreichend, wenn man weiß, welcher Punkt wo liegt und wielange er beeinflußt werden muß. Akupressur

* Dr. med. Wolf Ulrich schildert es ausführlich in seinem Buch „Schmerzfrei durch Akupressur und Akupunktur" (Econ-Verlag). Dieser Ratgeber für die Selbstbehandlung erläutert auch, wie man sich selbst mit Nadeln akupunktiert.

hilft gegen die „großen Seuchen unserer Zeit“. Das sind nicht mehr Pocken, Pest und Cholera. Die Krankheitskeime sind nahezu besiegt. Heutzutage leidet der Mensch an Hetze und Streß. Die Folgen sind nervöse Erschöpfung, Angstzustände, Herz- und Kreislaufstörungen, Impotenz oder Frigidität. Die Fehlsteuerung der unbewußten („vegetativen“) Nerven kann aber auch zu echten Organveränderungen führen: zu Herzinfarkt, Arterienverkalkung oder Magengeschwüren. Dazu kommen die eher harmlosen, aber oft quälenden Schlafstörungen, Kopfschmerzen und Zahnschmerzen. Das alles muß nicht sein.

Akupressur ist die Waffe, mit der sich gestreßte Menschen zur Wehr setzen können. Akupressur bringt die Nerven wieder ins Gleichgewicht. Die von der Natur gewollte Balance zwischen Anspannung und Entspannung, Arbeit und Erholung wird wiederhergestellt. Die Organe danken es.

Welcher Punkt bei welcher Krankheit?

Jedes Organsystem hat feste Beziehungen zu bestimmten Akupressurpunkten. Ebenso feststehend sind die Verknüpfungen zwischen unerwünschten Funktionsstörungen (z. B. hohem Blutdruck, Atemnot oder Hitzewallungen) und Akupressurpunkten. In diesem Buch ist auf den folgenden Seiten für die häufigsten und gut behandelbaren Leiden der jeweils wichtigste Punkt dargestellt. Das kann ein „Beruhigungspunkt“ sein (bei Schlafstörungen), ein „Anregungspunkt“ (bei zu niedrigem Blutdruck), ein „Harmonisierungspunkt“ (bei Angstzuständen), ein „Alarmpunkt“ (bei Gallenkolik) oder ein „Spezialpunkt“ (bei Impotenz). Auf ihre unterschiedliche Herkunft kommt es bei der Behandlung jedoch nicht an. Wichtig ist allein, daß die Punkte korrekt geortet und richtig behandelt werden.

Wie findet man den richtigen Punkt?

Die Fotografien und die beigegebenen zeichnerischen Darstellungen erlauben das genaue Auffinden des Punktes, auch dann, wenn die anatomischen Kenntnisse nur Grundwissen umfassen. Fast immer ist es so, daß der gesuchte Akupressurpunkt auf stärkeren Druck mit deutlichem Schmerzsignal reagiert. Das unterscheidet ihn von seiner Umgebung. Wegen der individuellen körperlichen Unterschiede liegen die Punkte naturgemäß nicht bei jedem Patienten an genau der gleichen Stelle, die man in Zentimetern ausmessen könnte. Die Entfernungen variieren. Deshalb wurden sie auf den Zeichnungen in „Querfingern“ angegeben — ein Maß, das auf die individuellen Besonderheiten zugeschnitten ist.

Auf modernstem Wege sind die Akupressur-

Punkte neuerdings durch Suchgeräte bestimmbar geworden. Diese Instrumente orten mit Hilfe der Messung des elektrischen Hautwiderstandes, der über den Akupressurpunkten meßbar erniedrigt ist, die Stellen auf den Millimeter genau. Die Abbildung 3 zeigt ein solches Gerät bei der schmerzfreien und ungefährlichen Anwendung.*

Wie behandelt man die Akupressur-Punkte?

Die Chinesen beeinflussen die Heilpunkte auf dreierlei Weise:

— Bei akuten Schmerzen und Erstbehandlung ist eine leicht kreisende Massage des Punktes angezeigt. Sie erfolgt am besten durch die Kuppe des Zeigefingers. Ihre Dauer: ein bis fünf Minuten.
— Bei chronischen Beschwerden, jedoch sonst zufriedenstellendem Allgemeinbefinden, bewährt sich die mittelstarke Punktmassage. Es empfiehlt sich, mehrfach am Tage jeweils dreißig Sekunden zu akupressieren.
— Die starke Pressung, vornehmlich durch den Daumen, bleibt Einzelfällen vorbehalten.

Wenn man den gewünschten Punkt gefunden hat,

* Es handelt sich um den „Akupunkturstab" des „Akupunktur-Service", 1 Berlin 44, Herrfurthstraße 34.

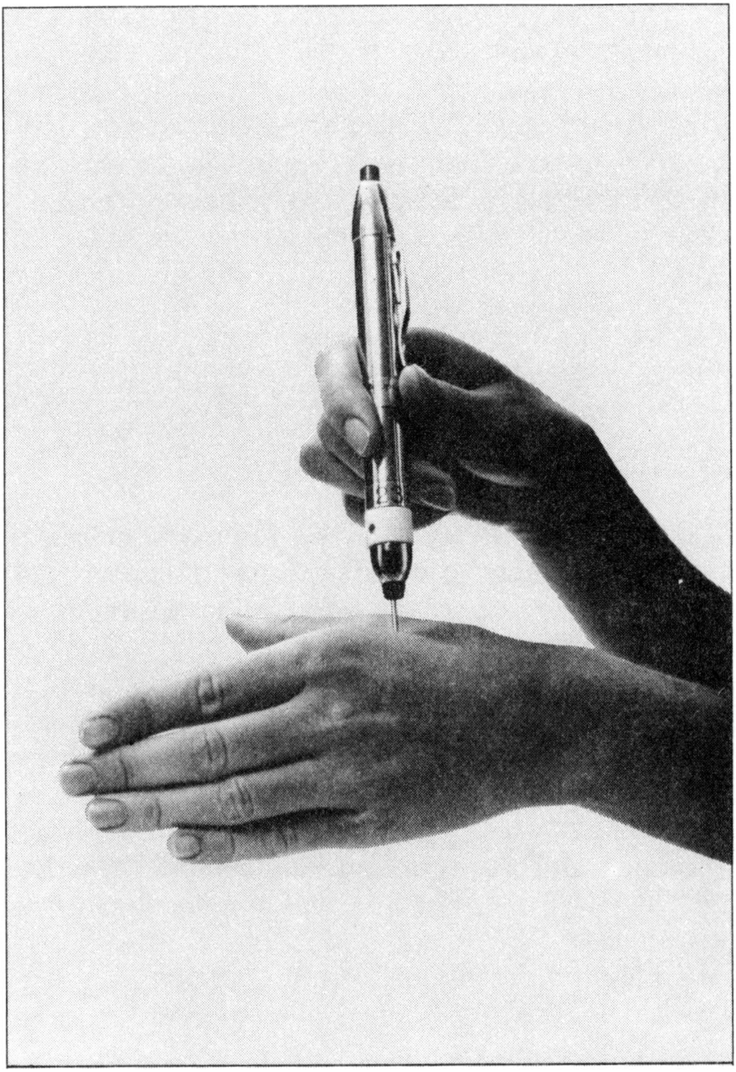

legt man die Kuppe des Zeigefingers oder des Daumens locker auf die Haut. Dann beginnt man mit kreisenden Bewegungen, welche die Haut gegen die knöcherne oder muskulöse Unterlage zweimal pro Sekunde verschieben. Es ist darauf zu achten, daß der Finger stets an der gleichen Hautstelle verbleibt, um eine gleichmäßige Beeinflussung des Akupressurpunktes sicherzustellen.

Wann darf nicht akupressiert werden?

Das ist nur selten der Fall. Akupressur ersetzt schulmedizinisch notwendige Behandlungen (zum Beispiel die Operation eines vereiterten Blinddarms) nicht. Es kann jedoch als schmerzlindernde Zusatzbehandlung auch bei ernsten Leiden angewandt werden. Nicht angezeigt ist Akupressur bei: schweren organischen Herz- und Kreislaufkrankheiten; während der Schwangerschaft; bei starker Übermüdung. Sofern eine örtlich umschriebene Hautveränderung am Akupressurpunkt vorliegt (Flechte, Eiterung), ist die Abheilung des Hautleidens abzuwarten. Bei unerwarteten Befindlichkeitsänderungen während der Akupressur ist diese zu beenden. Solche unerwünschten Nebenwirkungen kommen jedoch in der Praxis nur äußerst selten vor.

So machen Sie es richtig!

Setzen oder legen Sie sich entspannt hin. Sorgen Sie dafür, daß alle Störungen durch Angehörige, das Telefon oder die Klingel unterbleiben. Lassen Sie sich Zeit!

Legen Sie die Zeigefingerkuppe locker auf den beschriebenen Hautpunkt. Üben Sie einen leichten Druck aus, während Sie den Finger auf der Stelle kreisen lassen.

Die Dauer der Akupressur beträgt zwischen einer halben und fünf Minuten. Die Wirkung tritt rasch ein und hält länger vor. Akupressur kann mehrmals täglich wiederholt werden.

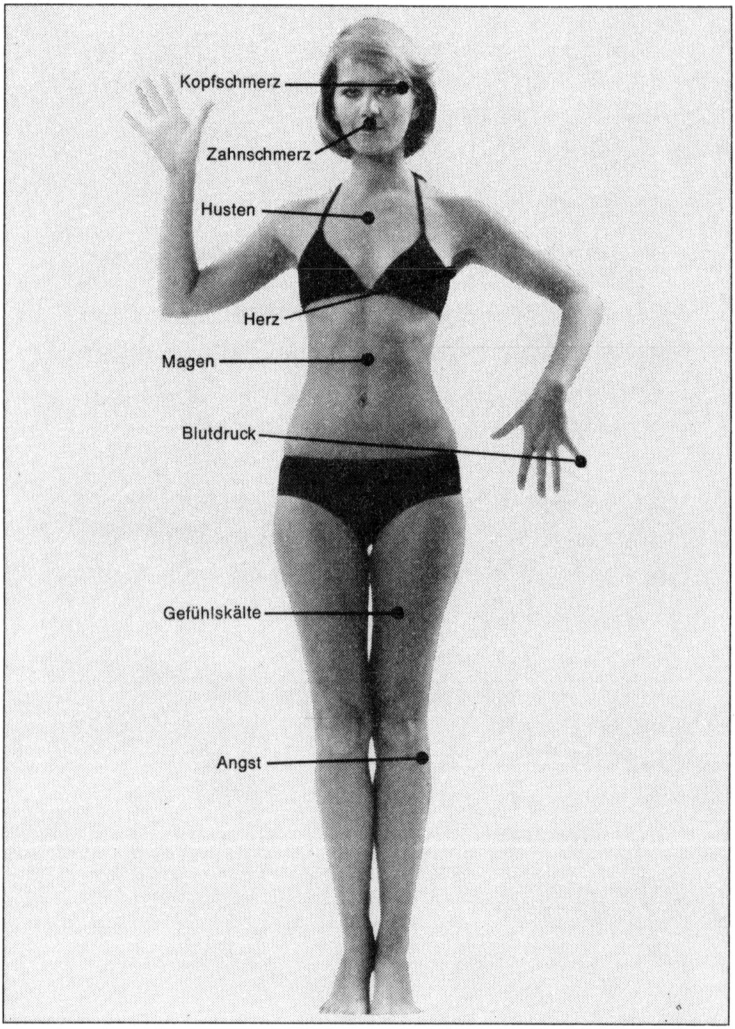

DIE ALARM- ODER „Mu"-PUNKTE

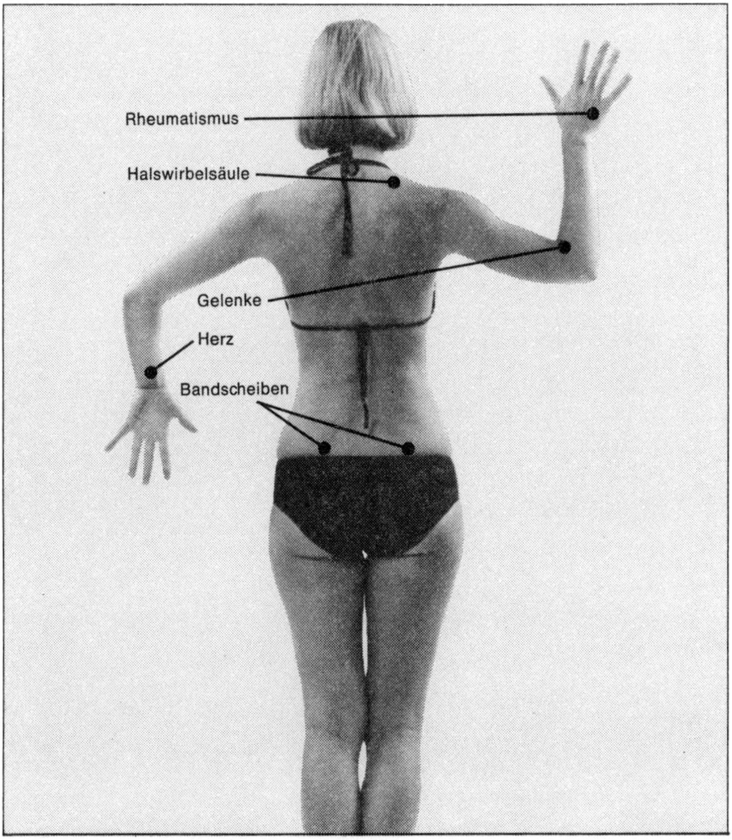

Schmerzhaftigkeit der Alarmpunkte zeigt Störungen der entsprechenden Organfunktionen an. Das erleichtert die richtige Diagnose. Der therapeutische Wert der „Mu“-Punkte besteht darin, daß ihre Akupressur akute Beschwerden schlagartig bessern kann.

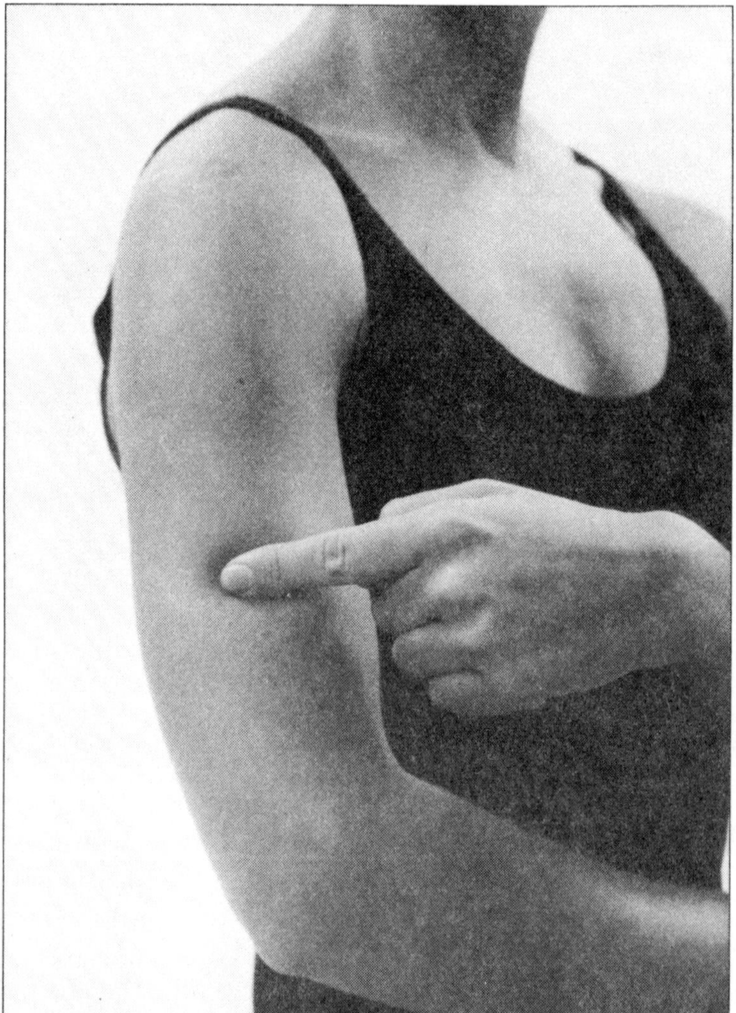

ABNEHMEN (APPETITDÄMPFUNG)

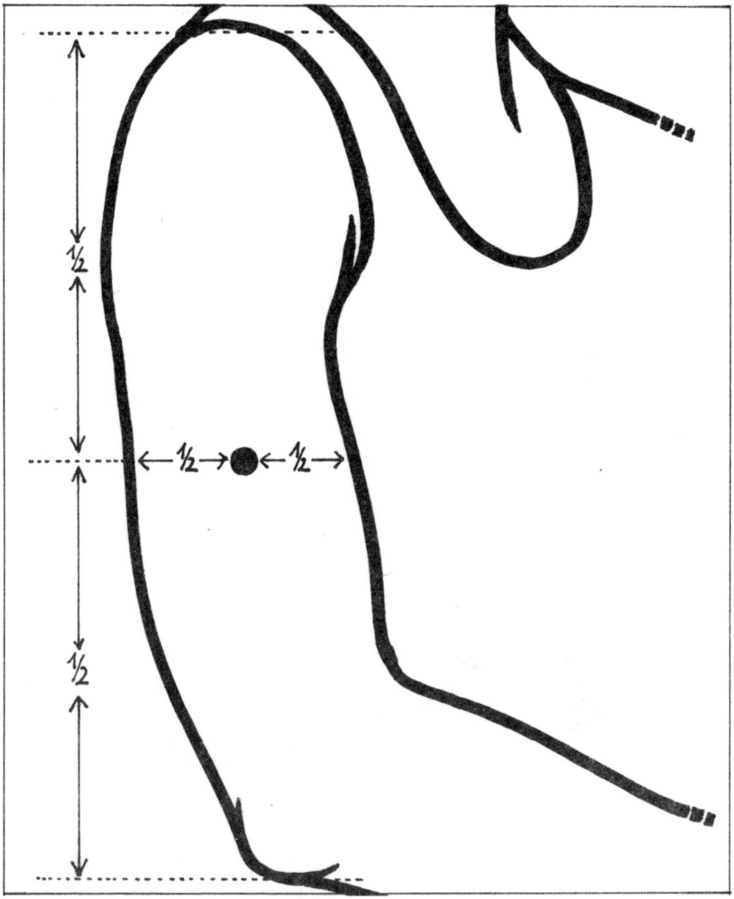

Name des Punktes:	„yü-pe“
Qualität:	Beruhigungspunkt; dämpft Appetitzentrum und Stoffwechsel
Beeinflussung:	bei Appetit; 30 Sekunden lang; leicht; beiderseits

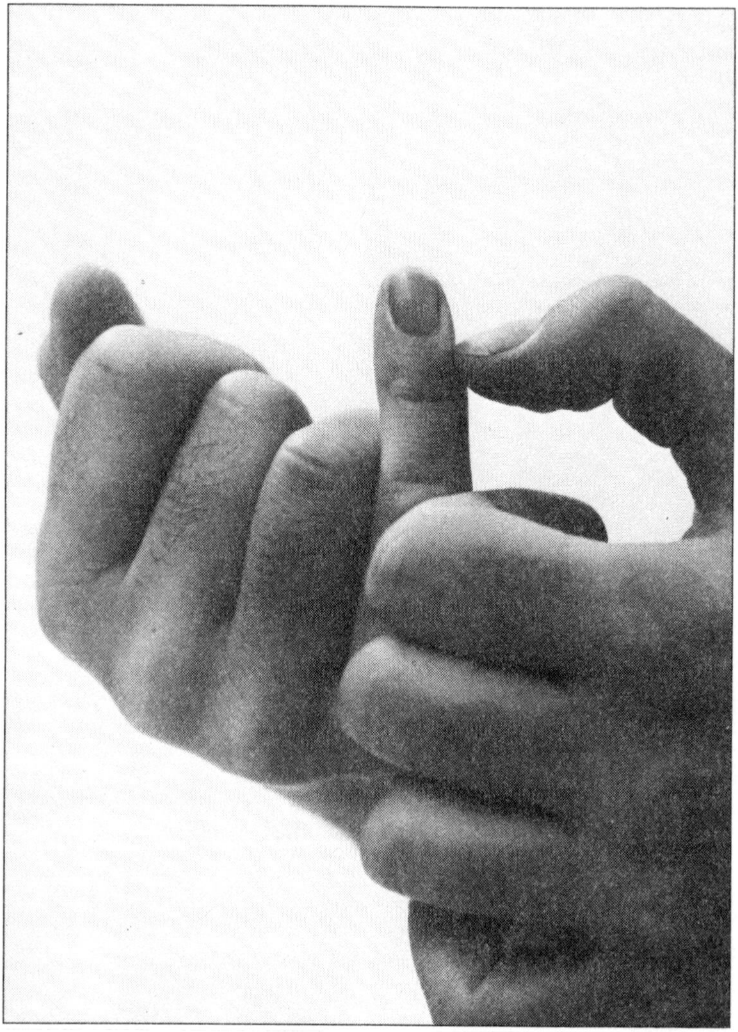

APPETITANREGUNG

Gibt es eine Geheim-Akupressur?

In China, dem alten Reich der Mitte, wurden die medizinischen Kenntnisse oft als Familiengeheimnis behandelt. Der Vater vermittelte seine Erfahrungen nur dem Sohn, und auch dieser gab sie nur an seine leiblichen Nachkommen weiter. So bildeten sich kenntnisreiche Dynastien heraus, die Spezialpunkte verheimlichten.

Seit dem Sieg der Revolution wurden in eigens gegründeten volksmedizinischen Forschungsinstituten die bis dahin entdeckten Punkte, Behandlungsverfahren und Heilanzeigen gesammelt. Alle Erkenntnisse sind veröffentlicht und jedem Interessierten zugänglich.

Die hin und wieder lancierte Mitteilung, es gäbe eine „Geheim-Akupressur", ist demnach nicht zutreffend. Richtig ist, daß die Entdeckung neuer Punkte und möglicherweise variierter Behandlungsverfahren bisher nicht abgeschlossen ist. Alle wesentlichen Erkenntnisse sind in diesem Buch jedoch berücksichtigt, wobei besonderer Wert auf solche Erkenntnisse gelegt wurde, die geeignet sind, Zivilisationsschäden zu lindern und zu heilen.

Name des Punktes:	„an-min"
Qualität:	Anregungspunkt; stimuliert Appetitzentrum und Stoffwechsel
Beeinflussung:	mehrmals täglich zu den Essenszeiten; jeweils rhythmisch 20 Sek. mit dem Daumennagel; mittelstark; beiderseits

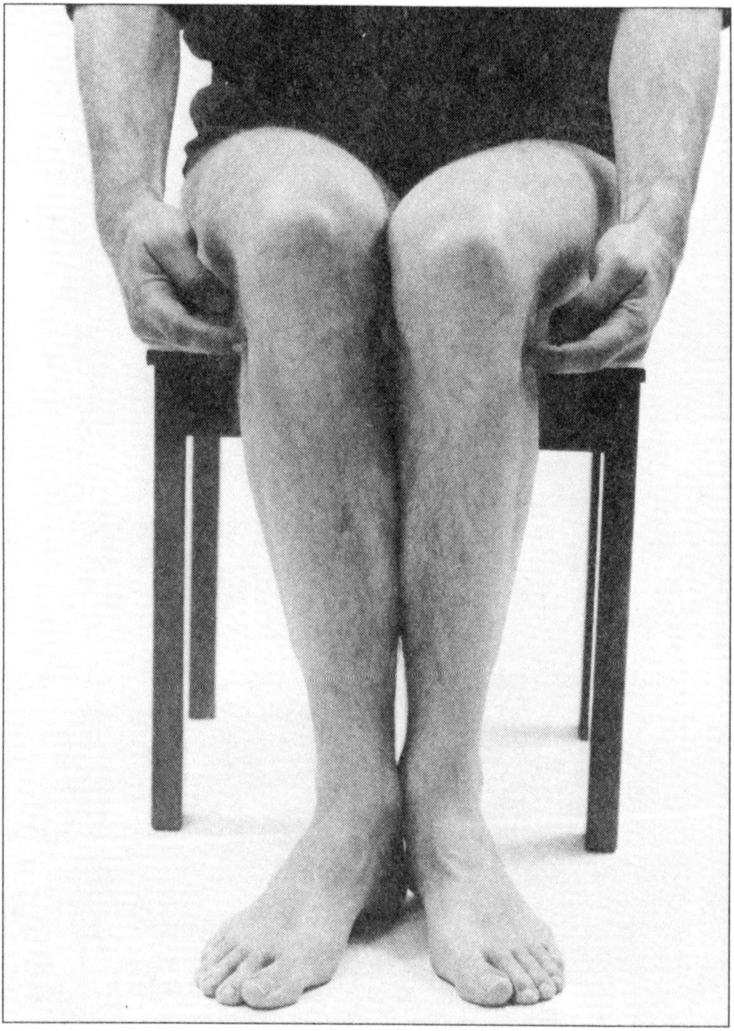

ANGST

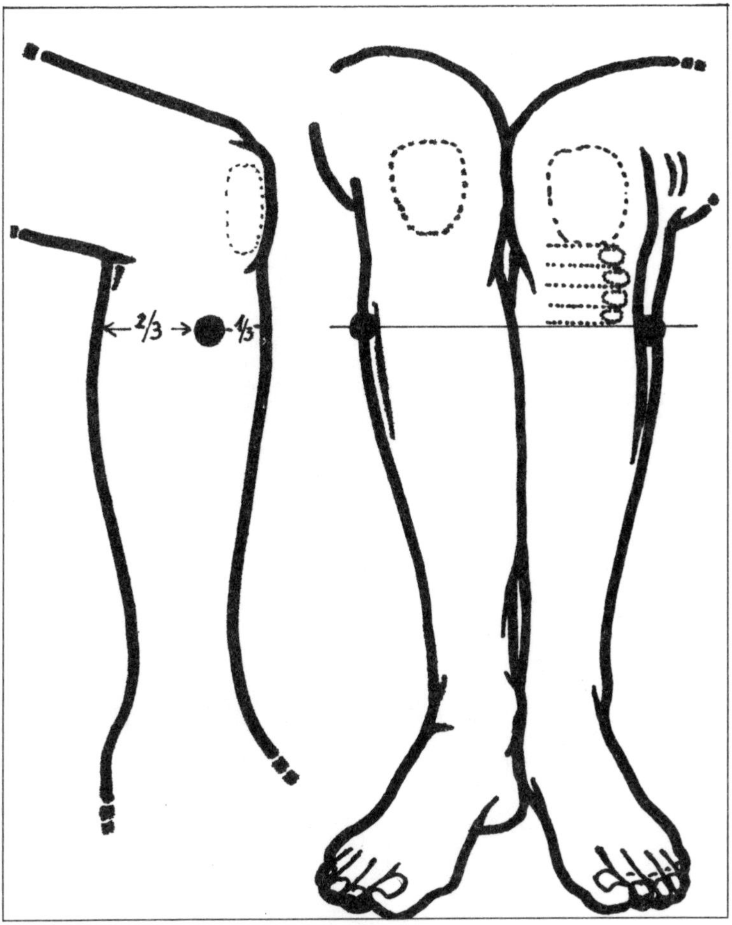

Name des Punktes:	„Göttlicher Gleichmut"
Qualität:	Harmonisierungspunkt
Beeinflussung:	stets beiderseits gleichzeitig; bis zu fünf Minuten; leichte Akupressur

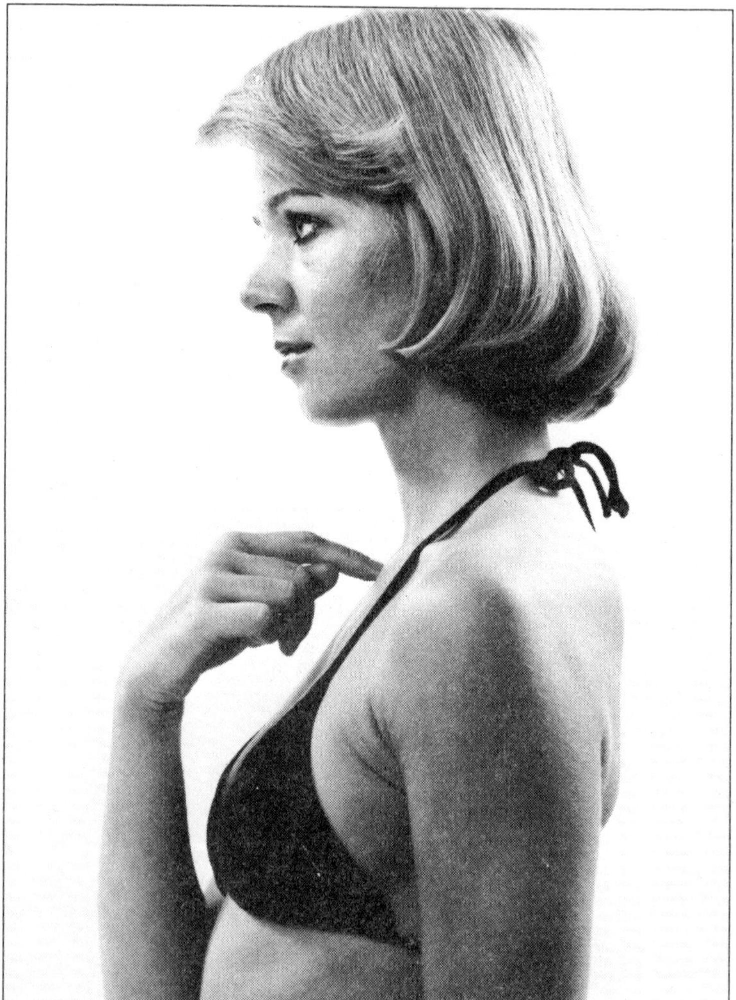

ASTHMA / ATEMNOT

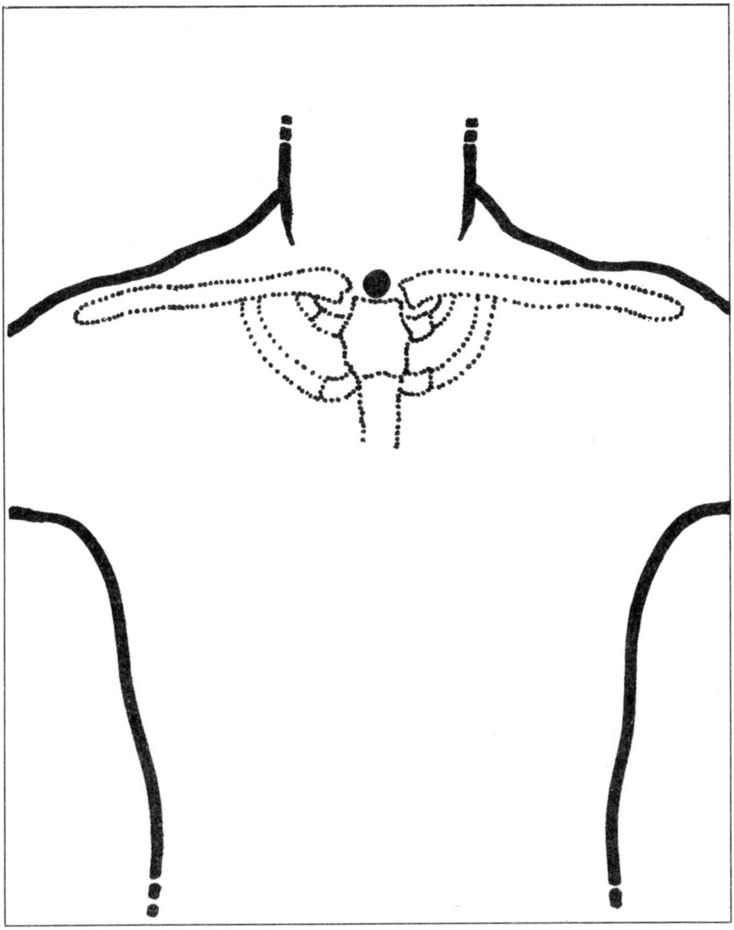

Name des Punktes:	„chaba-ex“
Qualität:	Spezialpunkt
Beeinflussung:	leichte Akupressur bis zu einer Minute; kann jederzeit wiederholt werden

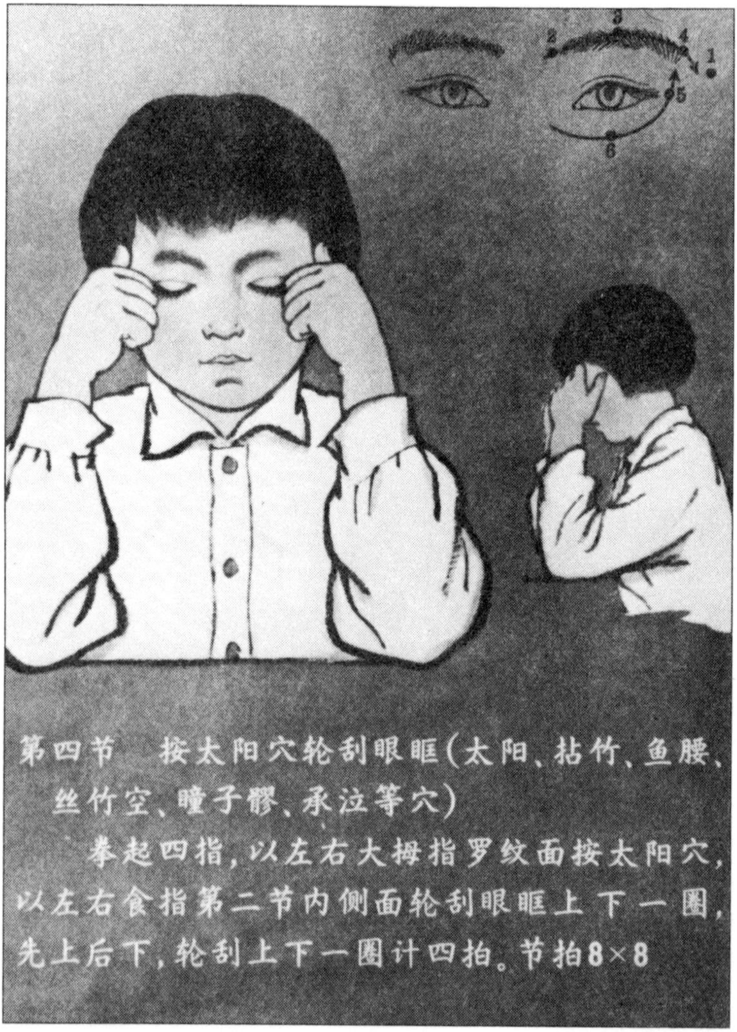
1
2
3
4
5
6
第四节　按太阳穴轮刮眼眶(太阳、拈竹、鱼腰、
丝竹空、瞳子髎、承泣等穴)
拳起四指，以左右大拇指罗纹面按太阳穴，
以左右食指第二节内侧面轮刮眼眶上下一圈，
先上后下，轮刮上下一圈计四拍。节拍8×8

AUGENSCHMERZEN /-FLIMMERN /-ZITTERN

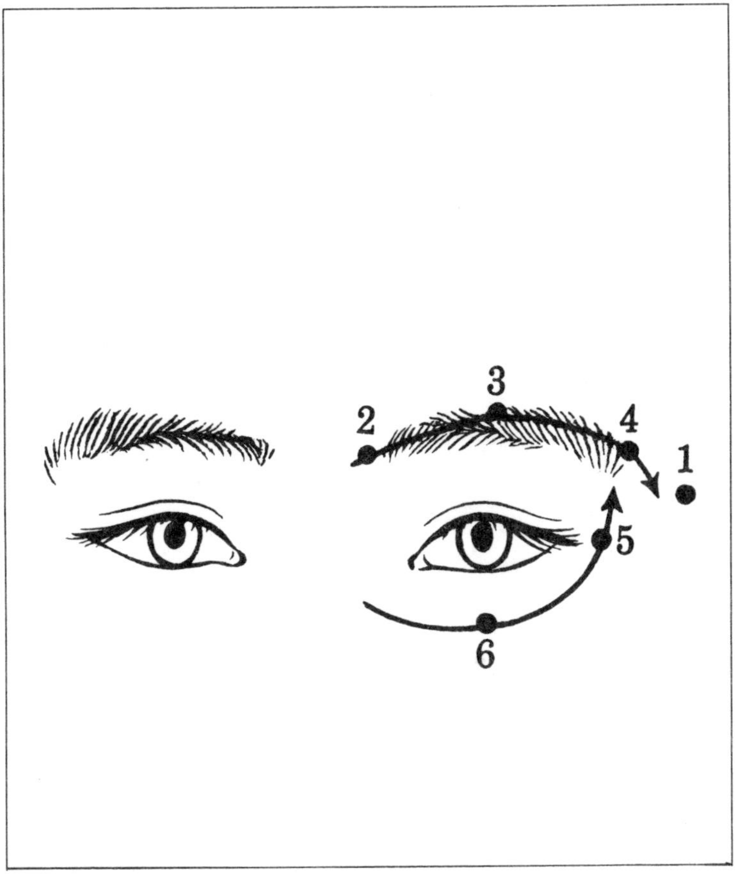

Name des Punktes:	„tai-yang"
Qualität:	Beruhigungspunkte
Beeinflussung:	„Massiere kreisförmig die Augenhöhlen" (Übersetzung aus dem Chinesischen); dabei die Reihenfolge der Zahlen einhalten

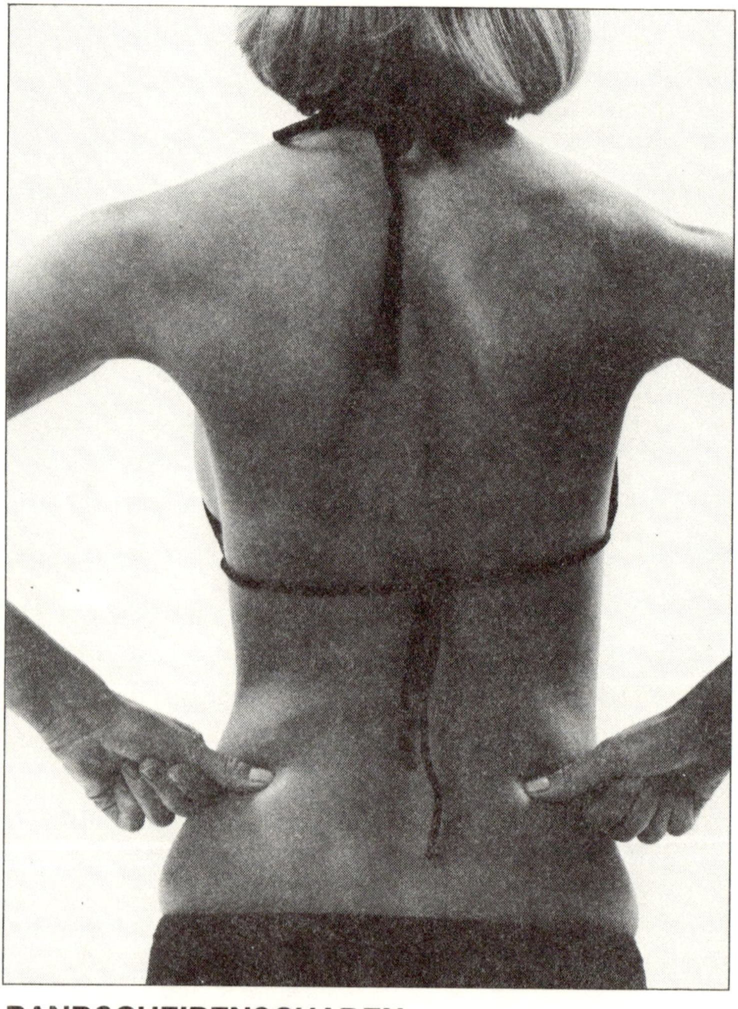

**BANDSCHEIBENSCHADEN
(LENDENWIRBELSÄULE)**

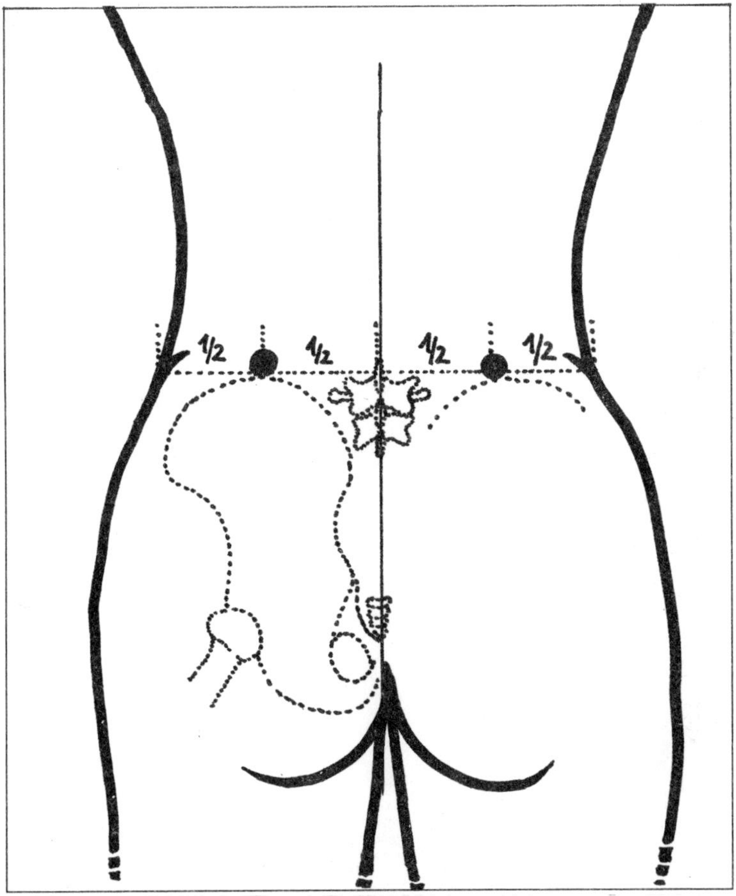

Name des Punktes: „ka-te"
Qualität: Spezialpunkt
Beeinflussung: feste Akupressur mit den Kuppen beider Daumen; Dauer: bis zwei Minuten

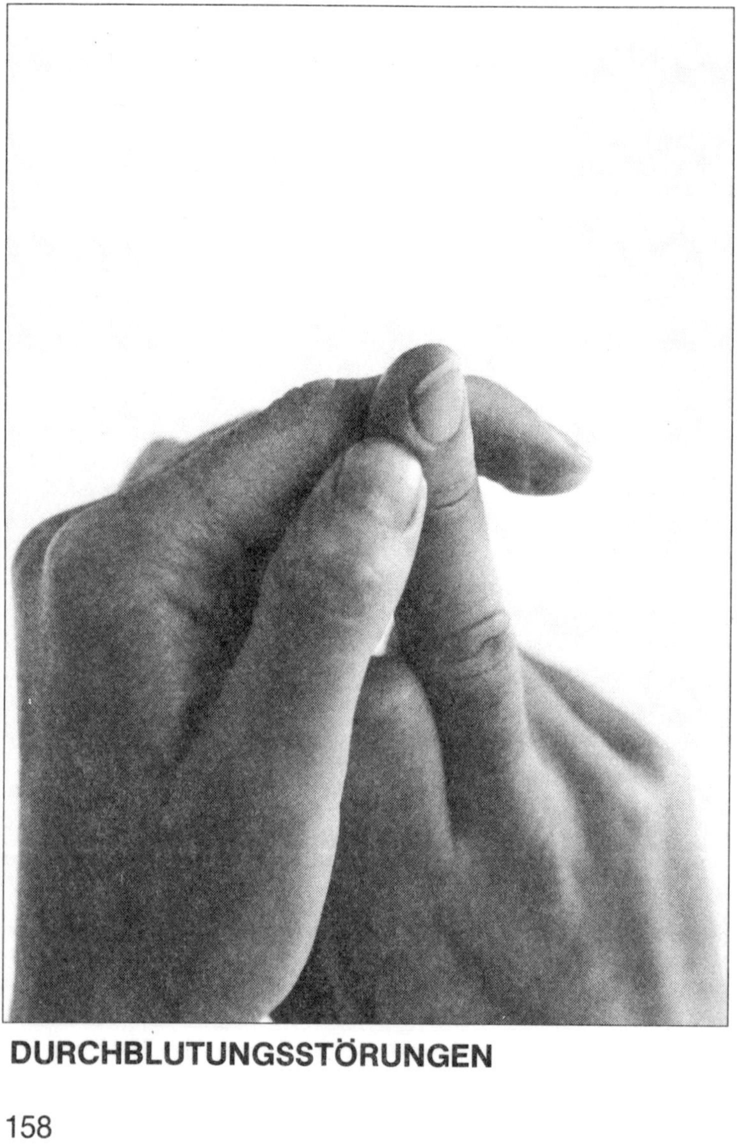

DURCHBLUTUNGSSTÖRUNGEN

Lebensnerven schlagen Alarm

Jede zweite Krankheit, an der die Menschen der modernen Zivilisation leiden, ist „psychosomatisch" bedingt: Seelische („psychische") Ursachen lösen organische („somatische") Beschwerden aus. Zum großen Formenkreis der psychosomatischen Leiden zählen die Kreislauf- und Durchblutungsstörungen, viele Formen des Asthma und der anderen Überempfindlichkeitsreaktionen, die Geschwüre in Magen und Darm sowie nahezu alle unklaren Schmerz- und „Befindlichkeits"-Störungen.

Die durch Hetze, Angst und Streß, durch Lärm und Umweltverschmutzung überforderten unbewußten („vegetativen") Lebensnerven schlagen Alarm. Sie sind nicht mehr in der Lage, das lebenserhaltende Gleichgewicht von Arbeit und Schlaf, Anspannung und Entspannung einzupegeln. Überschießende, lebensfeindliche Reaktionen sind die Folge. Hier hilft die Akupressur. Die bewährte chinesische Heilweise stellt das innere Gleichgewicht wieder her. Die Beschwerden bessern sich, Gesundheit stellt sich ein. Der Erfolg hat indes eine Voraussetzung: Auch die umweltbedingte Überforderung der vegetativen Nerven muß korrigiert werden!

Name des Punktes:	„el-mü"
Qualität:	Anregungspunkt
Beeinflussung:	im Rhythmus des Herzschlages mäßig stark akupressieren; dabei den Mittelfinger jeweils nach einer Minute wechseln

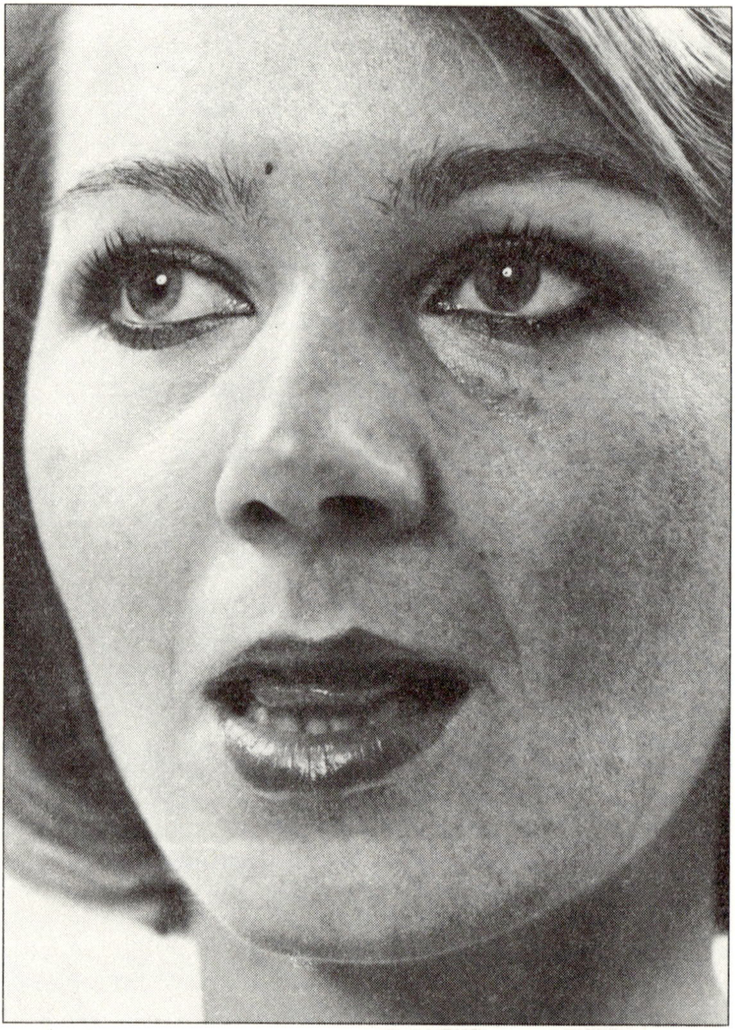

DURST

Die Akupressur des Schleimhautpunktes „yan-sen", welcher rund einen Zentimeter entfernt von der Zungenspitze liegt, erfolgt durch die vorderen Schneidezähne. Die Eigentümlichkeit des Punktes besteht darin, daß es bislang nicht gelungen ist, weitere Schleimhautpunkte am Menschen zu lokalisieren. „Yan-sen", in der Mittellinie des Körpers gelegen, ist mithin einmalig. Weder im Bereich der Mundhöhle, der Nase und des Rachenraumes noch an Genitale oder Darm sind Akupressurstellen vorhanden. Auch die „erogenen Zonen", Bezirke mit reichlicher Nervenversorgung, weisen keine Akupressurpunkte auf. Taktile Reize dieser Regionen werden auf herkömmliche Weise durch Nervenleitung vermittelt.

Name des Punktes:	„yan-sen"
Qualität:	Beruhigungspunkt (einziger Schleimhautpunkt des gesamten Organismus!)
Beeinflussung:	Akupressur durch die vorderen Schneidezähne; Rhythmus: 20 x 1 Sekunde

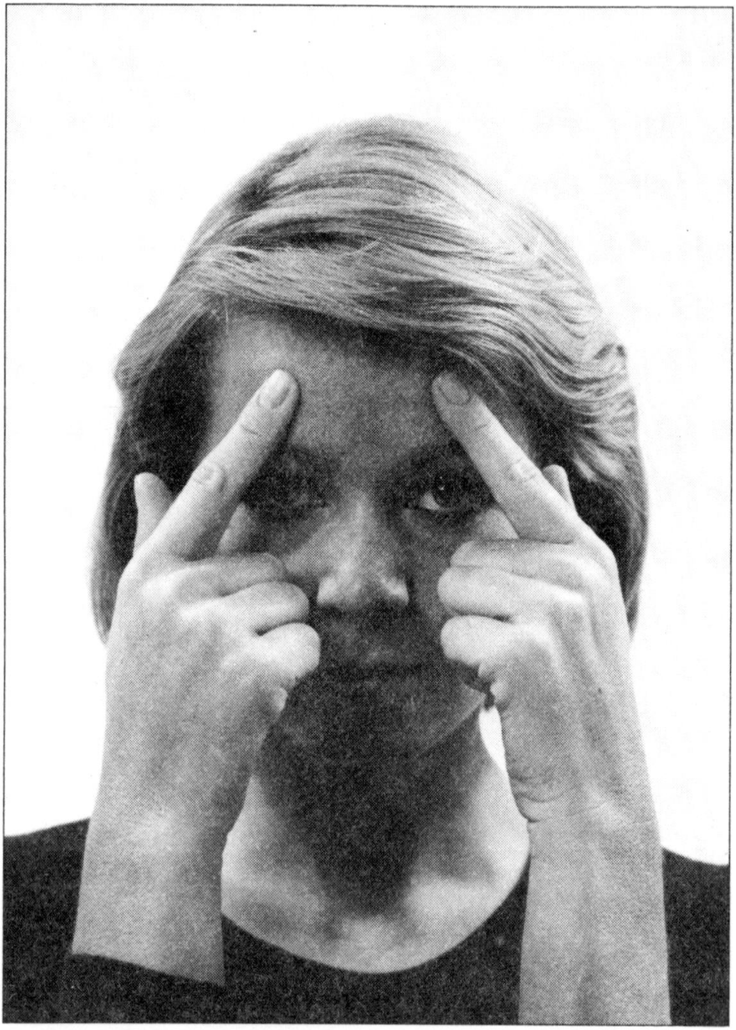

GALLENBLASENKOLIK

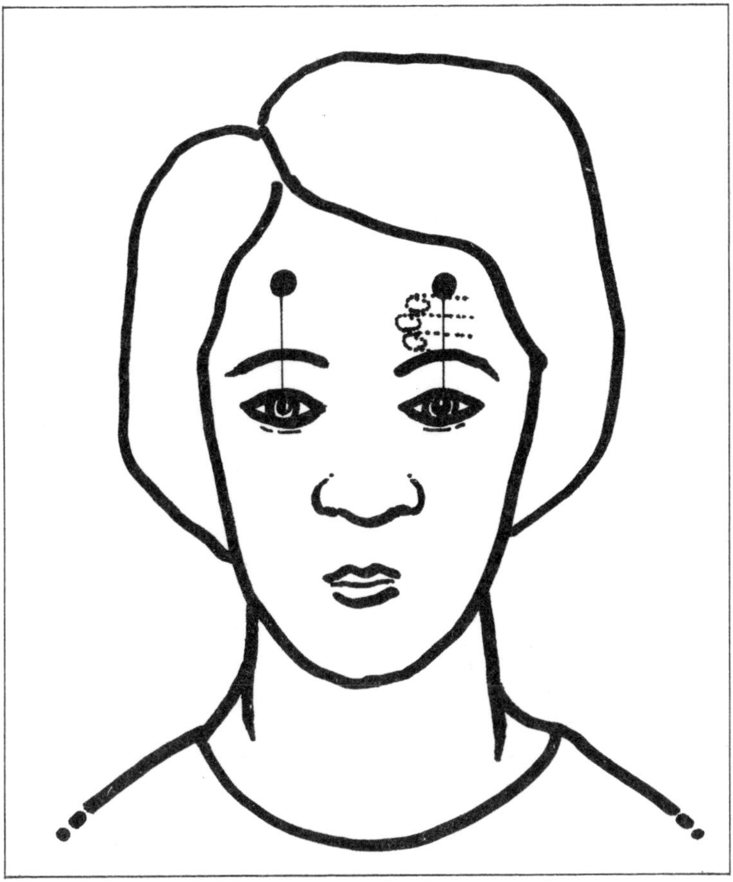

Name des Punktes:	„Chu-san“
Qualität:	Beruhigungspunkt
Beeinflussung:	leicht; stets doppelseitig; auch vorbeugend wirksam; Dauer: bis Wirkungseintritt

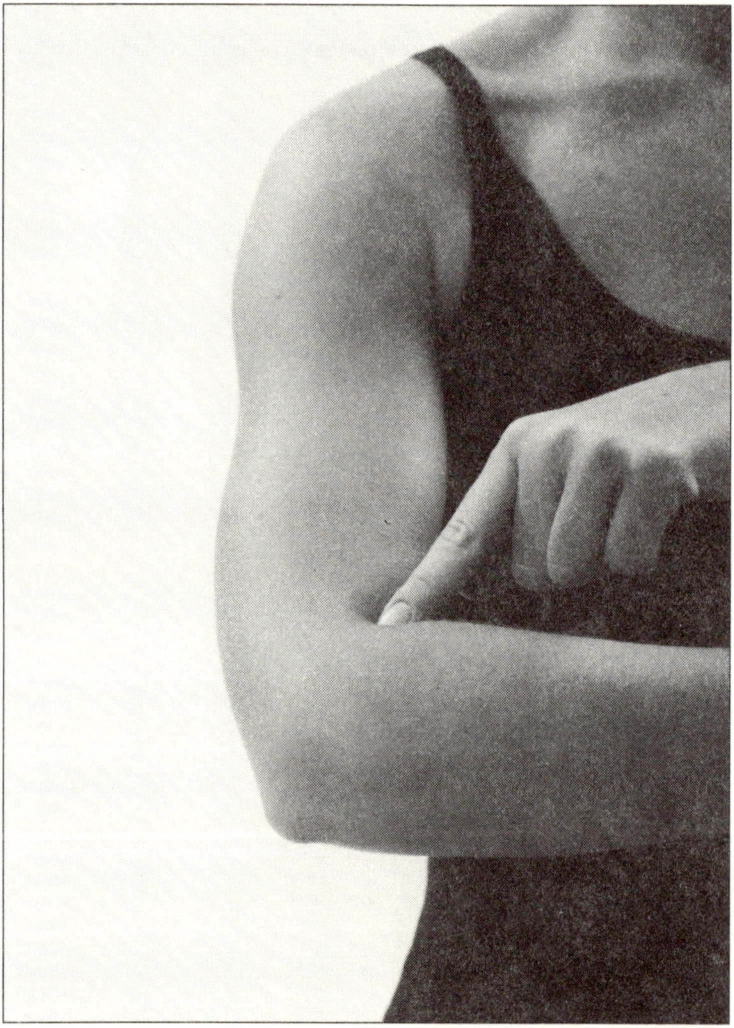

GELENKSCHMERZEN

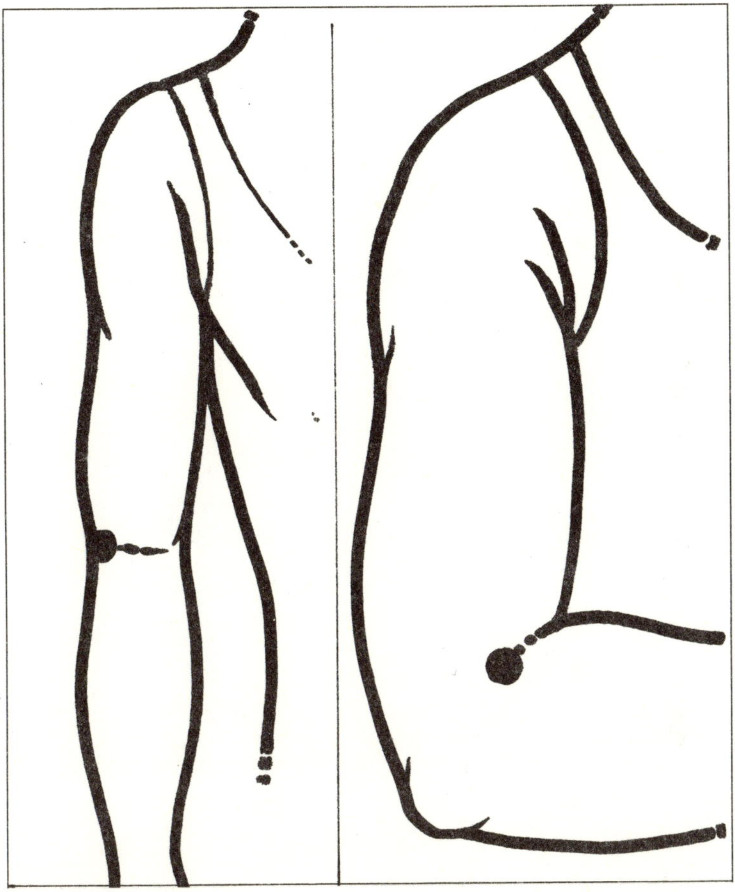

Name des Punktes:	„Ying-chau“
Qualität:	Harmonisierungspunkt
Beeinflussung:	bei chronischen Beschwerden starke Akupressur; bei akuten nur leichte; Dauer: bis Wirkungseintritt

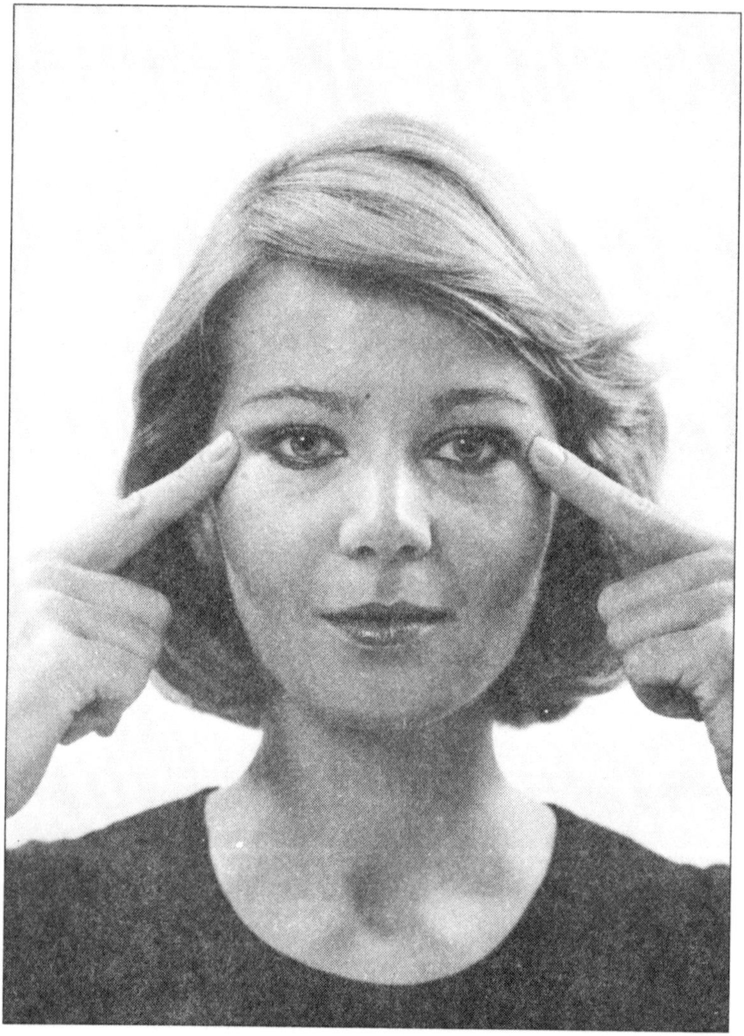

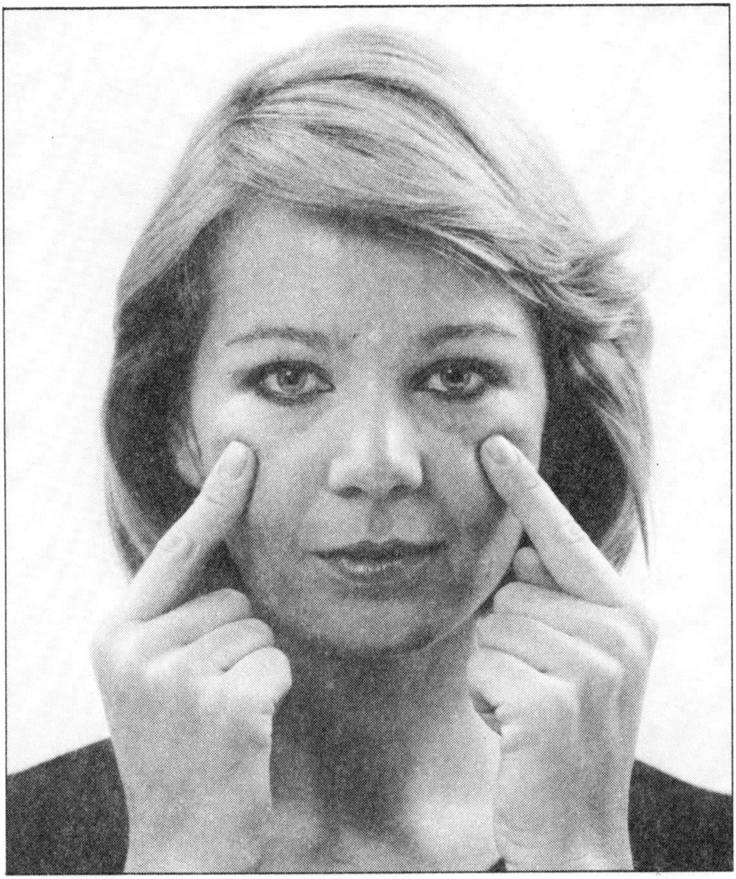

Name des Punktes:	„ku-san"	„fu-san-(li)"
Qualität:	Anregungspunkt	Beruhigungspunkt
Beeinflussung:	im Wechsel; stets beidseitig; nur leichte Akupressur; auch vorbeugend wirksam	

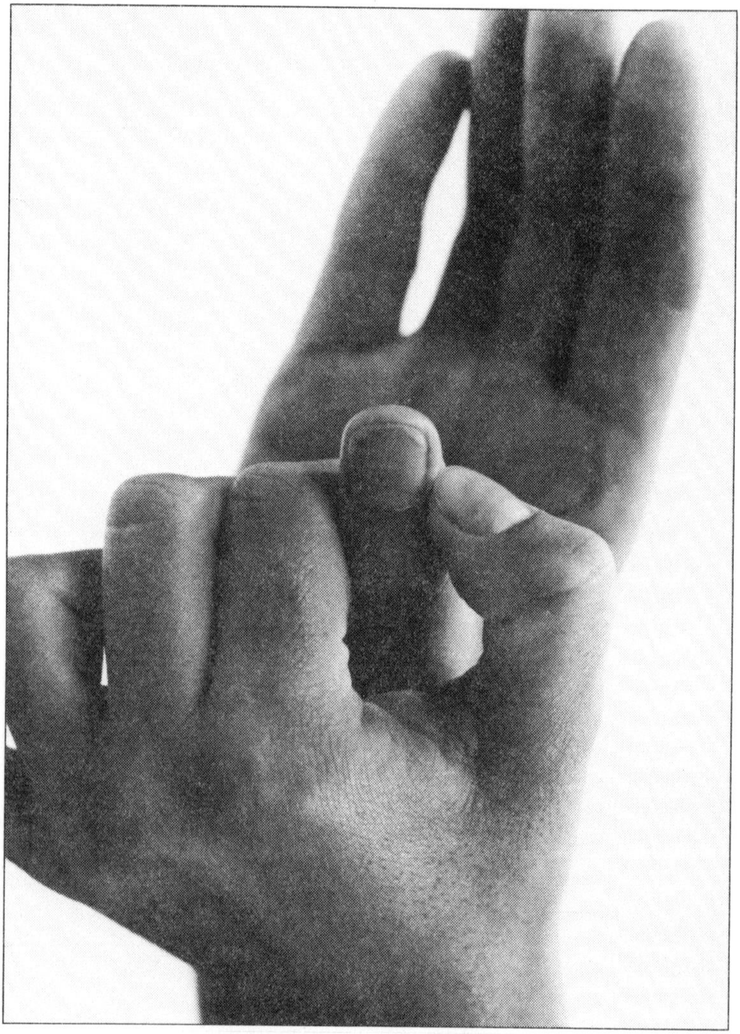

HALSSCHMERZEN (RAUHER HALS)

Moxibustion — was ist das?

„Moxibustion“ heißt Heilkräuterbrennen. Diese chinesische Behandlungsart ist so alt wie die Akupunktur — 5000 Jahre! Sie wurde in Nordchina zur Therapie rheumatischer Erkrankungen entwickelt. Dabei werden über bestimmten Punkten der Haut Heilkräuter, meist die Beifuß-Pflanze („moxa“), verbrannt, die diese Punkte erwärmen.

Moxa lindert jedoch nicht nur die rheumatischen Schmerzen. Es wird in der Volksrepublik China gegenwärtig auch bei postoperativen Beschwerden und zur Stärkung der Widerstandskraft nach längerem Krankenlager angewandt. Man rollt die Beifußblätter zu zehn Zentimeter langen Stäbchen. Auch Kegel, die auf Haltevorrichtungen zur Entzündung gebracht werden, sind üblich.

Die angenehme Durchwärmung der Punkte ist dabei ebenso heilsam wie die Einatmung des Rauches, vor allem bei Erkrankungen des oberen Nasen-Rachen-Raumes und zu deren Vorbeugung.

Name des Punktes:	„hsi-chin“
Qualität:	Anregungspunkt
Beeinflussung:	mittelkräftige Akupressur, jeweils mit dem Daumennagel; Seiten wechseln; Dauer: nur 10 Sekunden

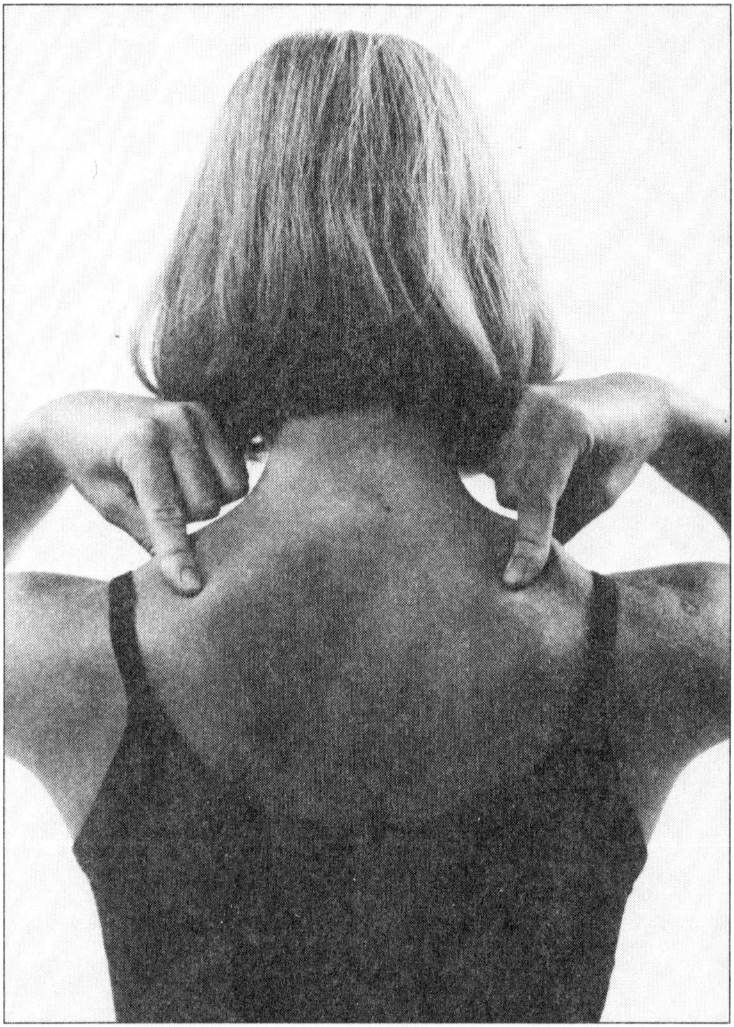

HALSWIRBELSÄULE (VERSPANNUNGEN)

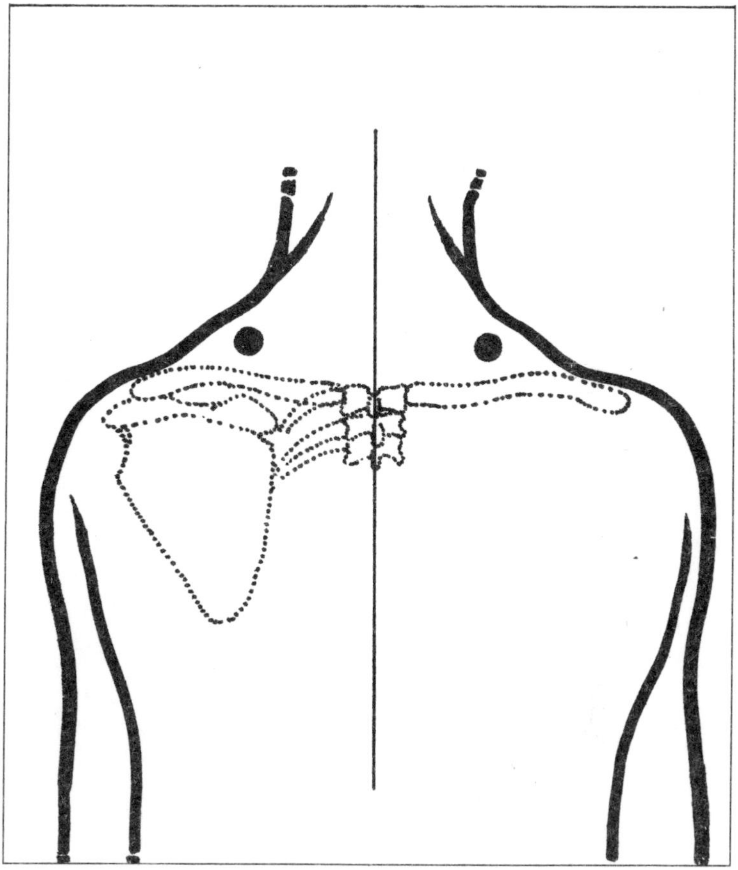

Name des Punktes: „fei-yan“
Qualität: Harmonisierungspunkt
Beeinflussung: Punkte beiderseits zwischen Daumen und Zeigefinger fassen; erst leicht, dann stärker akupressieren; bei Bedarf wiederholen

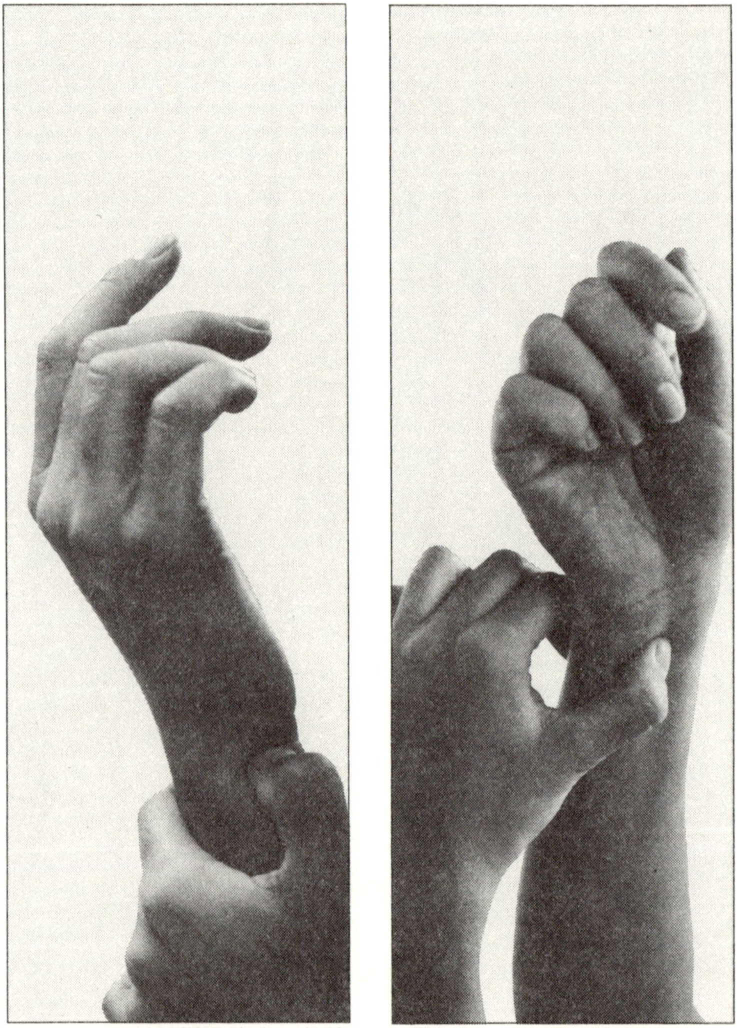

HERZSCHMERZ

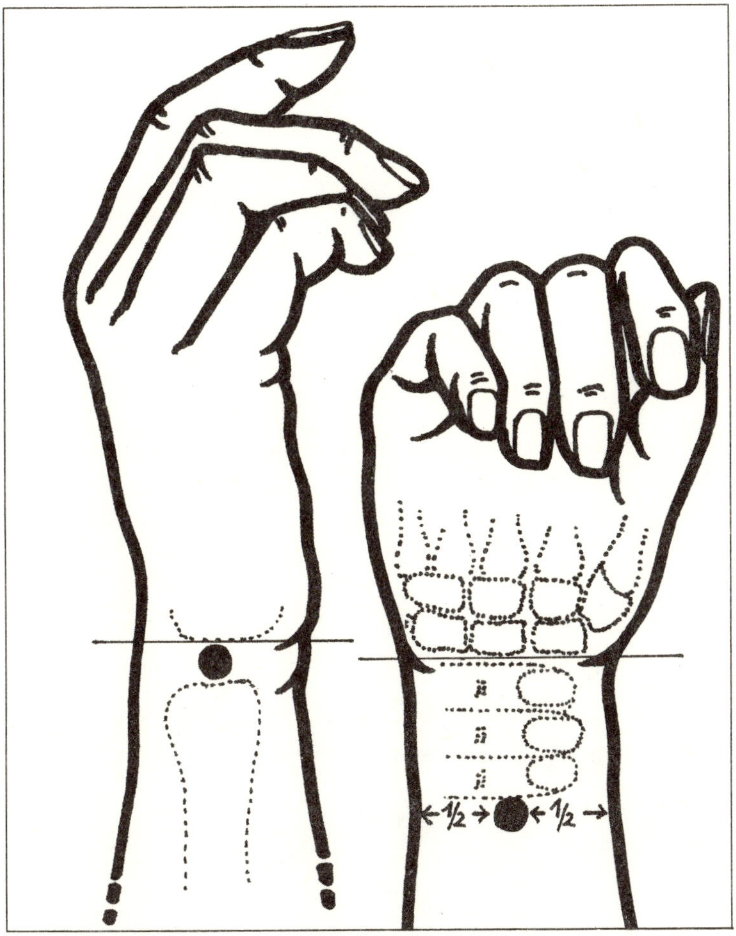

Name des Punktes:	„cha-ti" „cha-fu-(li)"
Qualität:	Beruhigungspunkte
Beeinflussung:	leichte Akupressur; auch im Liegen günstig; Ruheregeln (S. 143) beachten

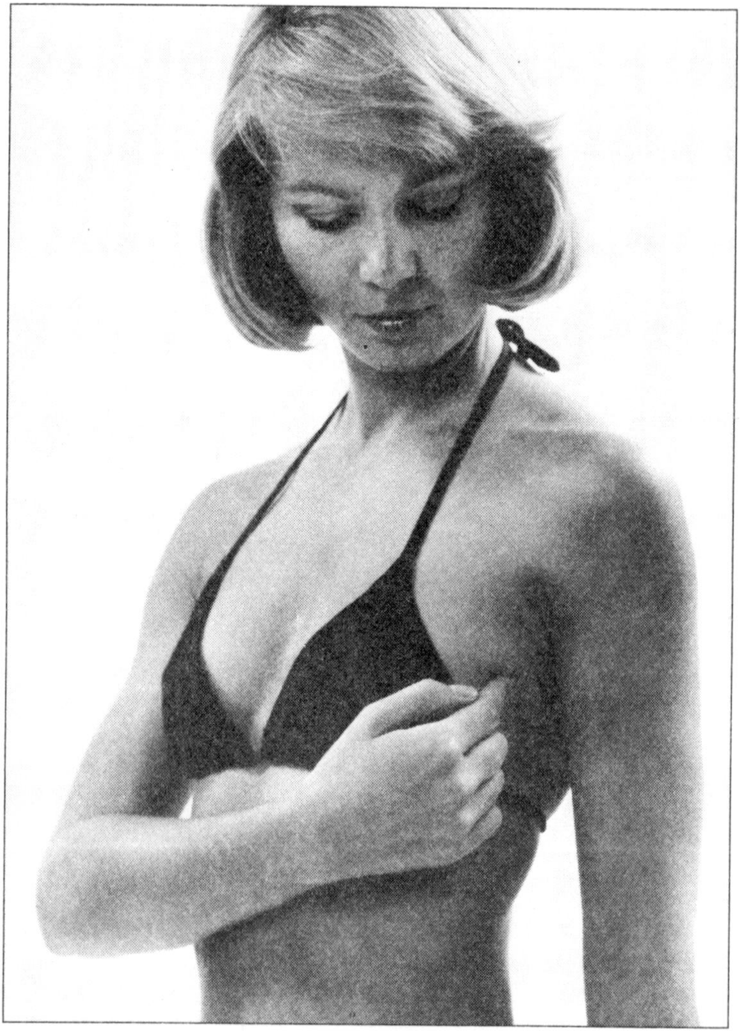

HOHER BLUTDRUCK (HYPERTONIE)

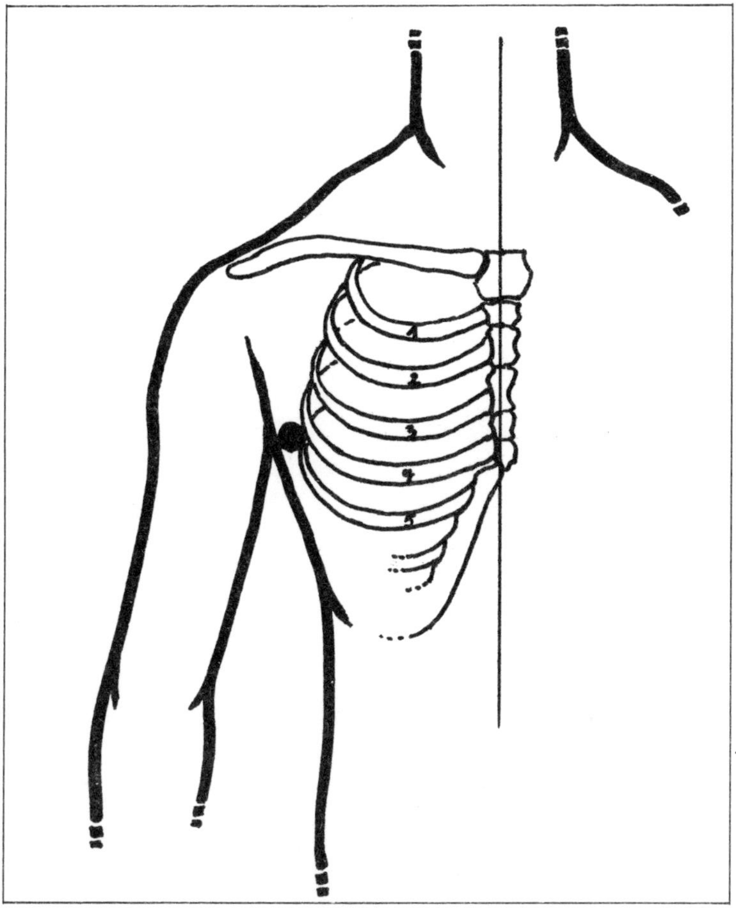

Name des Punktes:	„yang-si“
Qualität:	Harmonisierungspunkt
Beeinflussung:	leichte Akupressur; Dauer: bis zu fünf Minuten; langzeitig über Wochen anwenden; Ruheregeln beachten

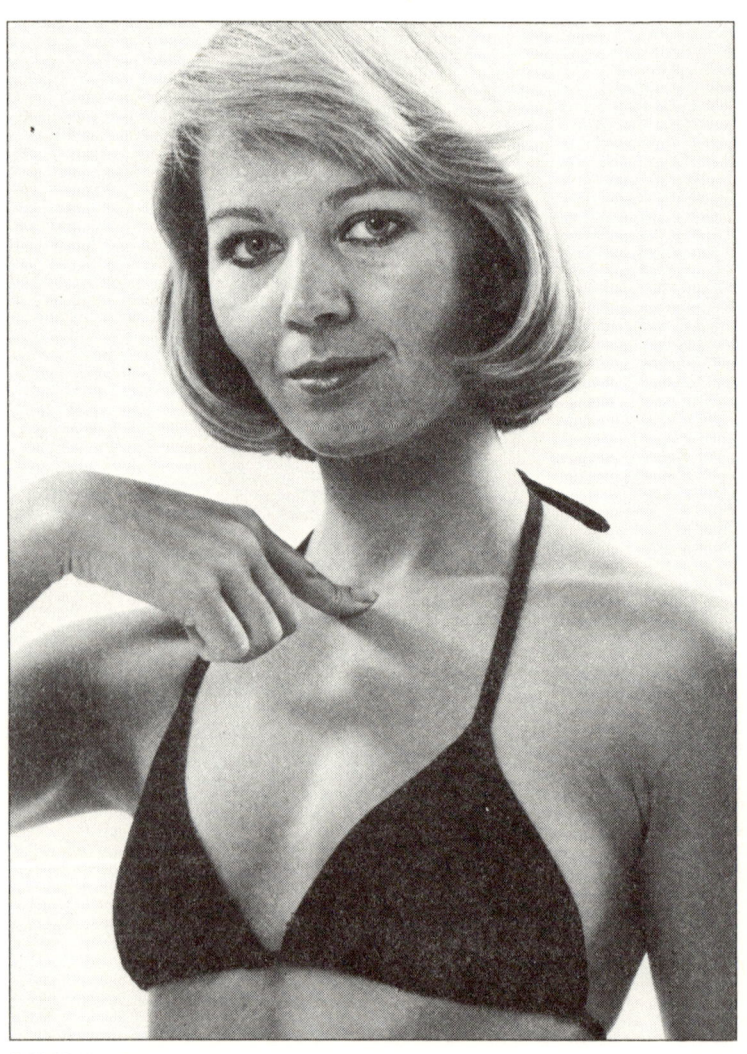

HUSTEN

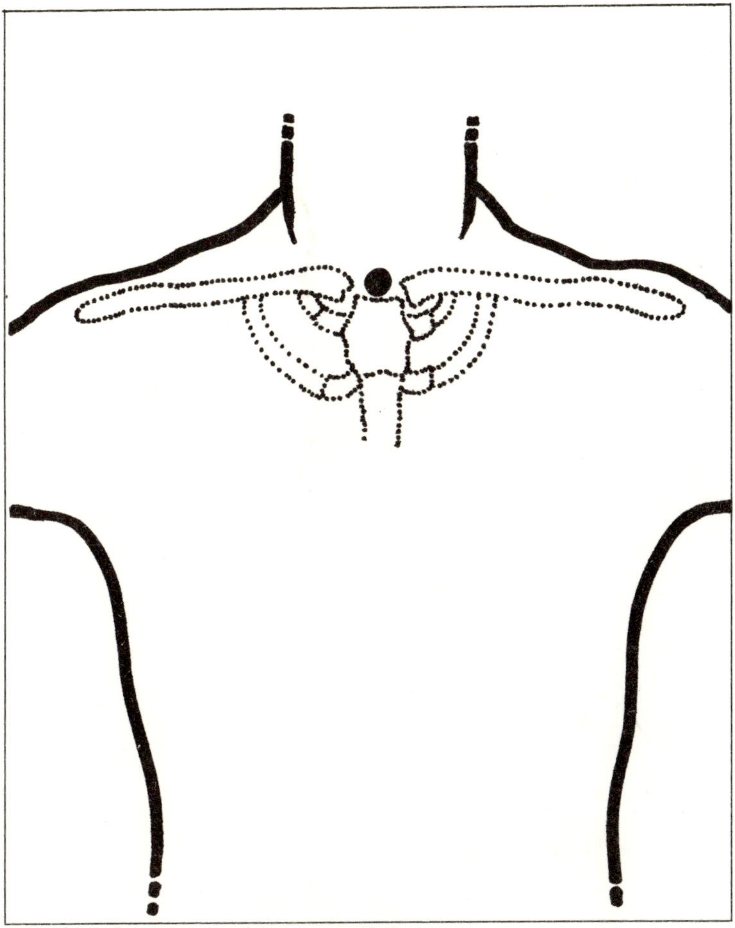

Name des Punktes: „chaba-ex“
Qualität: Spezialpunkt
Beeinflussung: leichte Akupressur bis zu einer Minute: kann jederzeit wiederholt werden

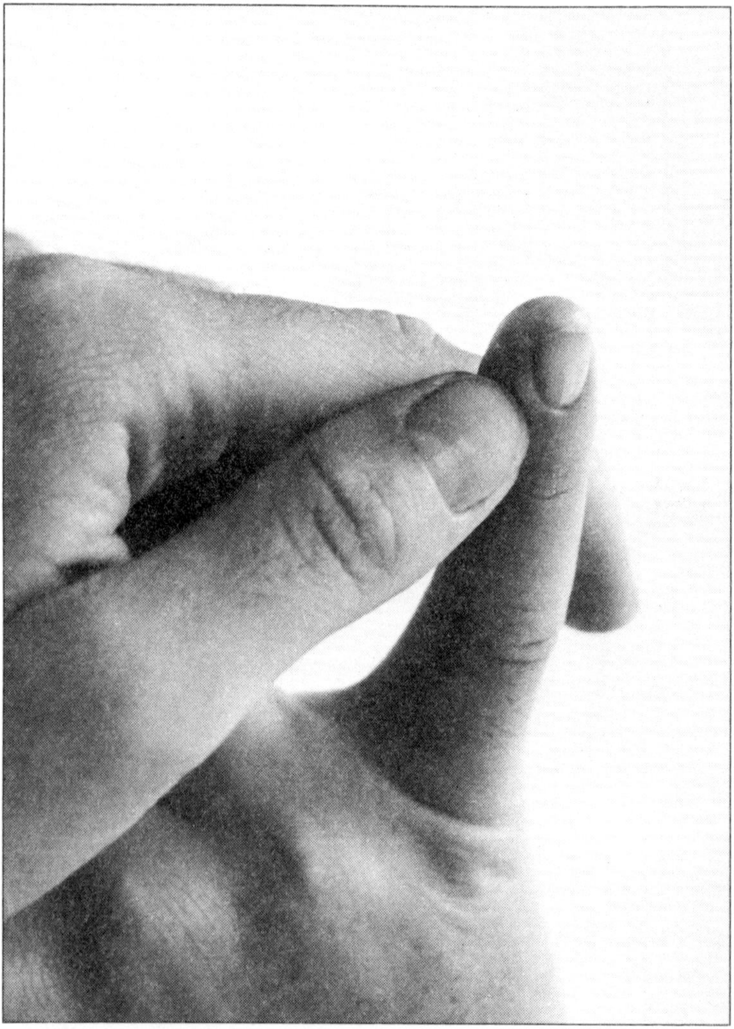

KOLLAPS / KREISLAUFANREGUNG

Müden Kreislauf munter atmen

Heilatmung ist seit altersher eine Säule der chinesischen Volksmedizin. Dabei wird bei allen Schwächezuständen, Fehlsteuerungen der Nerven, bei Bettlägerigkeit und im Alter durch den rhythmischen Wechsel von „Üben" und „Verweilen" versucht, dem menschlichen Organismus Ruhe und Gleichmaß zurückzugeben.

Die Heilatmung ist eine wirkungsvolle Ergänzungsbehandlung der Akupressur. Man beginnt mit leichten, lockeren Übungen: Der Patient lernt — möglichst unter Anleitung einer erfahrenen Atemtherapeutin — zuerst einmal, richtig durch die Nase zu atmen. Stufenweises Üben ermöglicht dann, die Atmung dem Willen zu unterwerfen und sie schließlich willentlich zu kontrollieren, ohne sich darauf konzentrieren zu müssen.

Wegen des engen Zusammenhanges zwischen Atmung und Blutumlauf bessern sich Kreislaufbeschwerden durch eine „richtige" Atmung besonders rasch und nachhaltig.

Name des Punktes:	„wuh-te"
Qualität:	Anregungspunkt
Beeinflussung:	intensive Akupressur mit dem Daumennagel (schmerzhaft); kurzzeitig; Ruhelage vorteilhaft

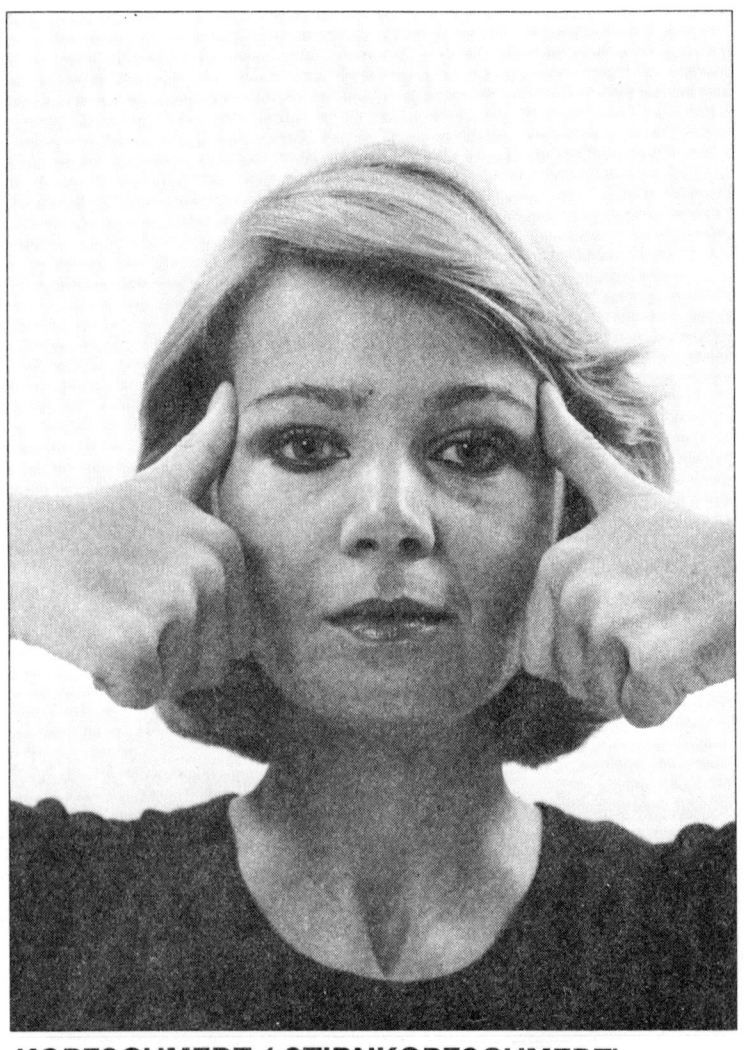

KOPFSCHMERZ (STIRNKOPFSCHMERZ)

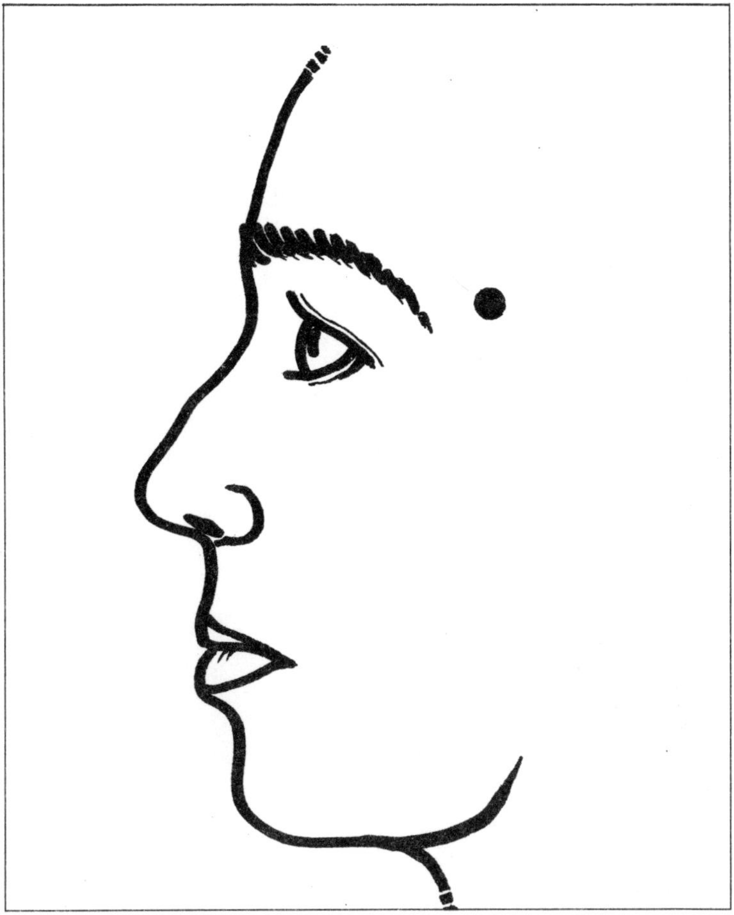

Name des Punktes: „hsi-san"
Qualität: Beruhigungspunkt
Beeinflussung: leicht; stets beiderseits gleichzeitig; Augen schließen

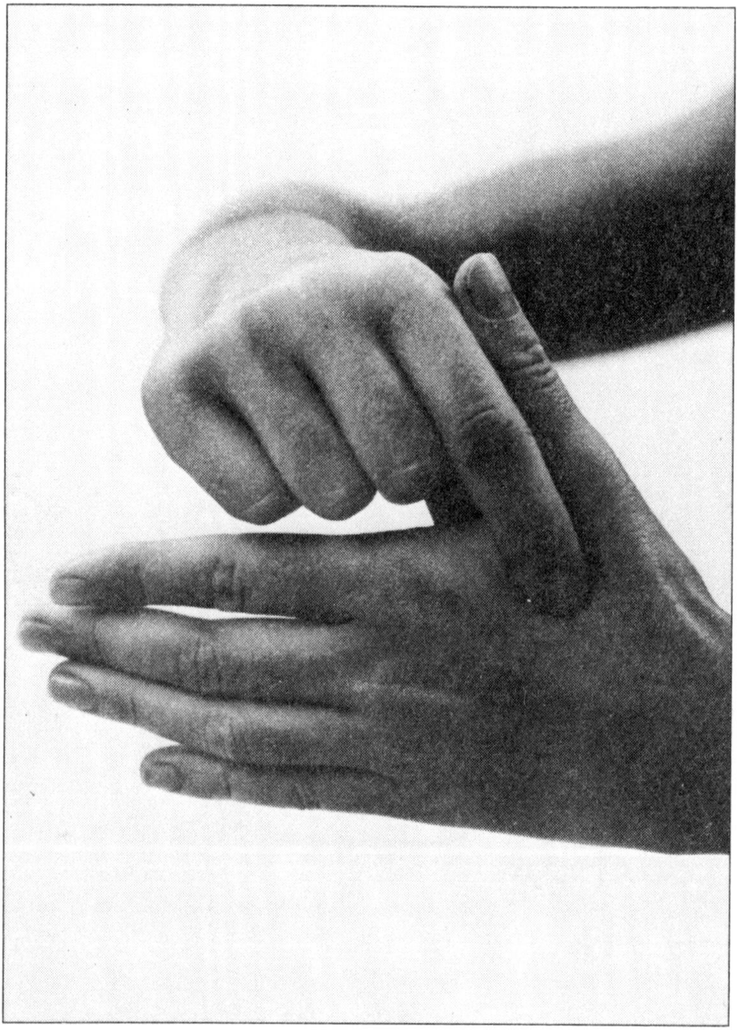

KOPFSCHMERZ (MIGRÄNE)

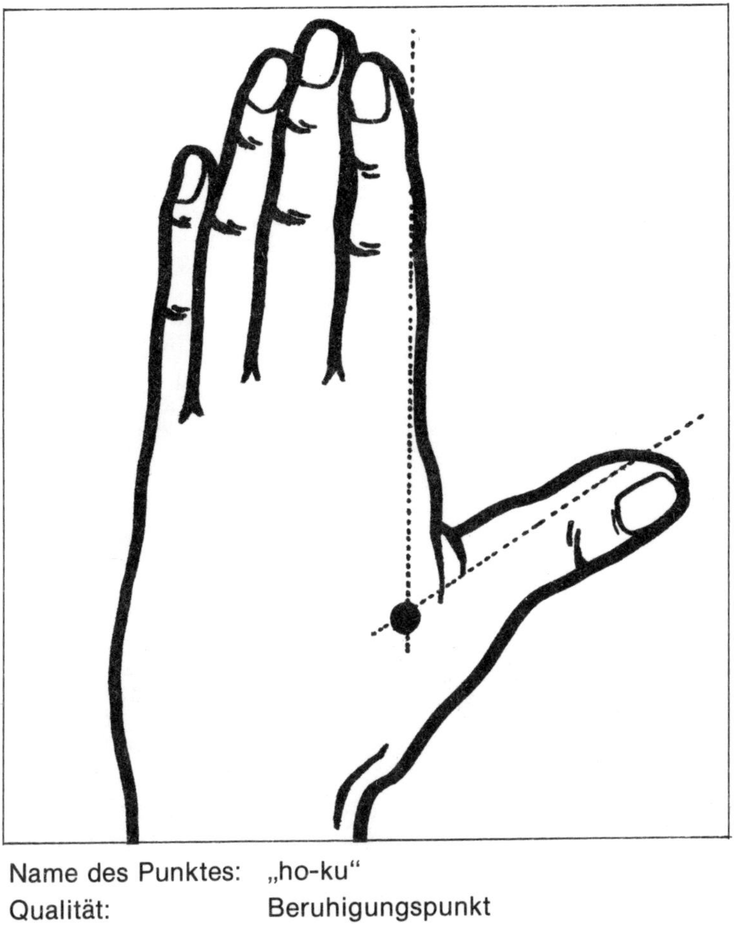

Name des Punktes: „ho-ku“
Qualität: Beruhigungspunkt
Beeinflussung: rhythmische leichte Akupressur; den Punkt zwischen Daumen und Zeigefinger nehmen; Dauer: bis fünf Minuten

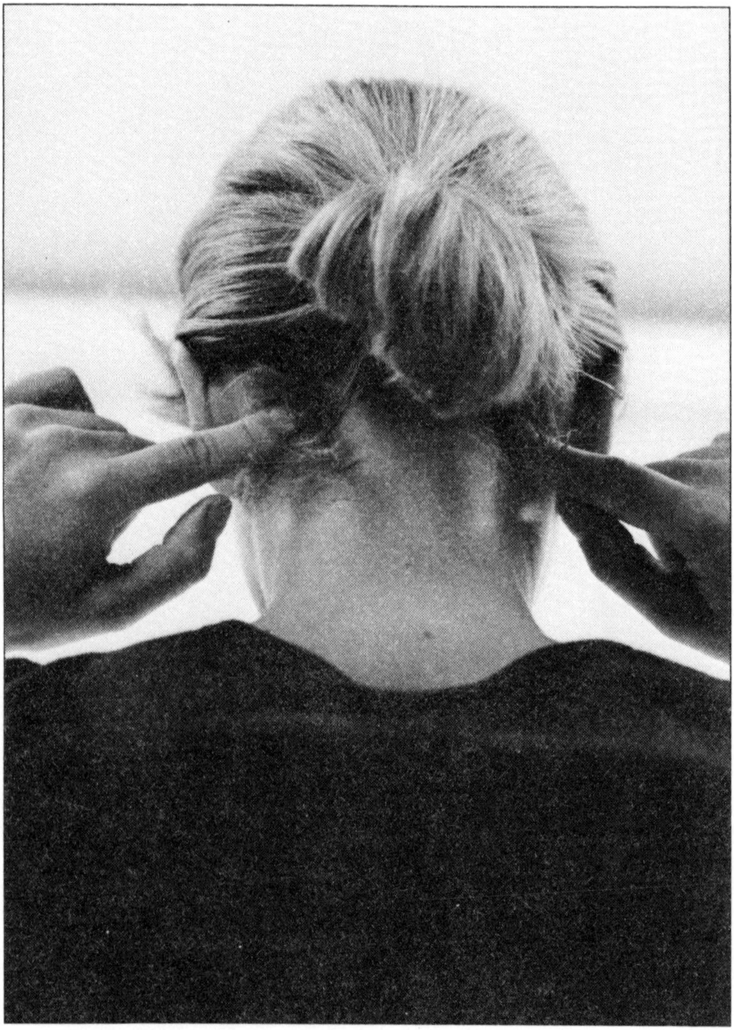

KOPFSCHMERZ (HINTERHAUPT)

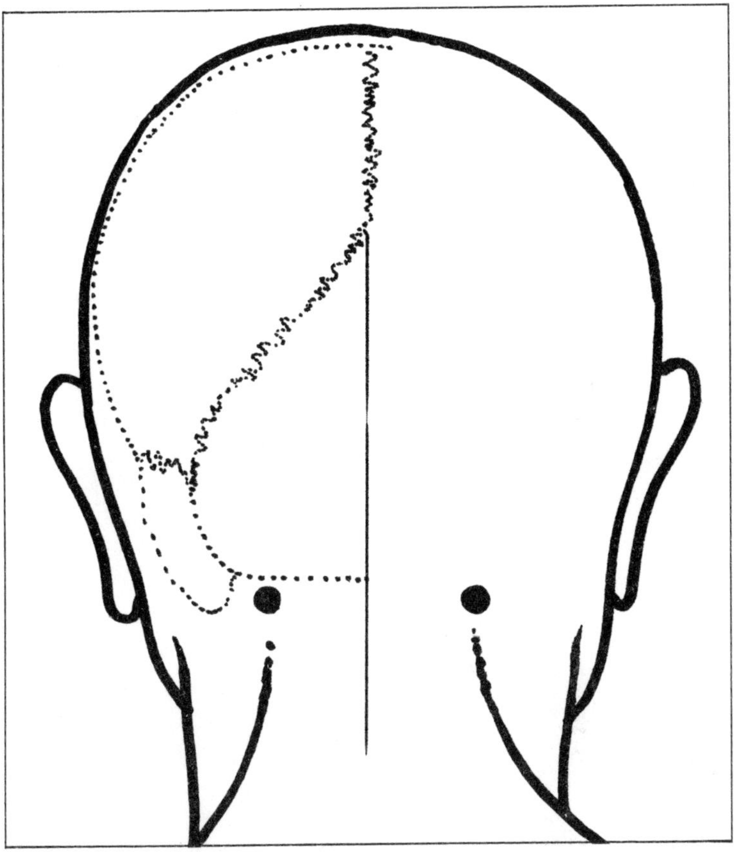

Name des Punktes: „fen-chi"
Qualität: Spezialpunkt
Beeinflussung: kräftige rhythmische Akupressur; auch möglich mit beiden Daumen; stets beide Punkte gleichzeitig behandeln

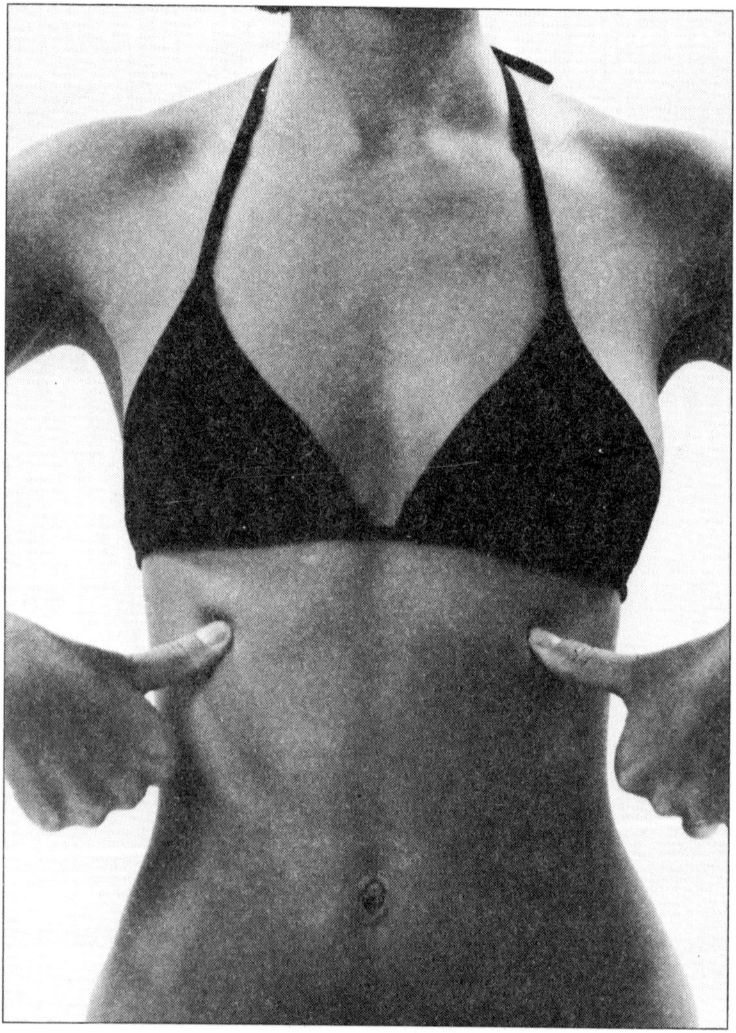

LUFTMANGEL (LUNGENANREGUNG)

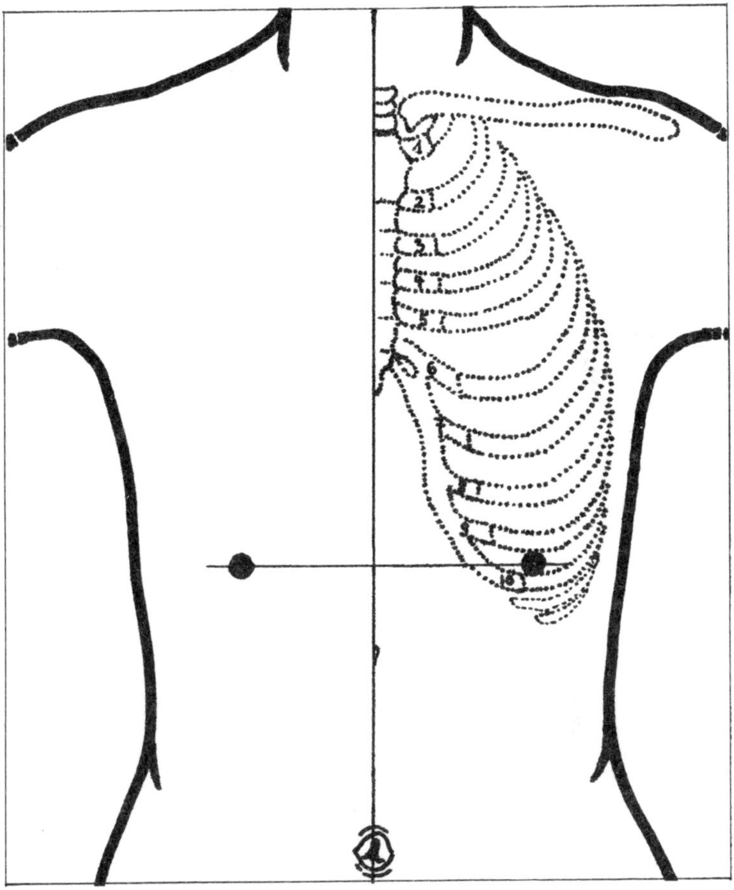

Name des Punktes: „tu-li“
Qualität: Anregungspunkt
Beeinflussung: immer zusammen beeinflussen (Symmetrie!); leichte Akupressur; Dauer: kurzzeitig, aber wiederholbar

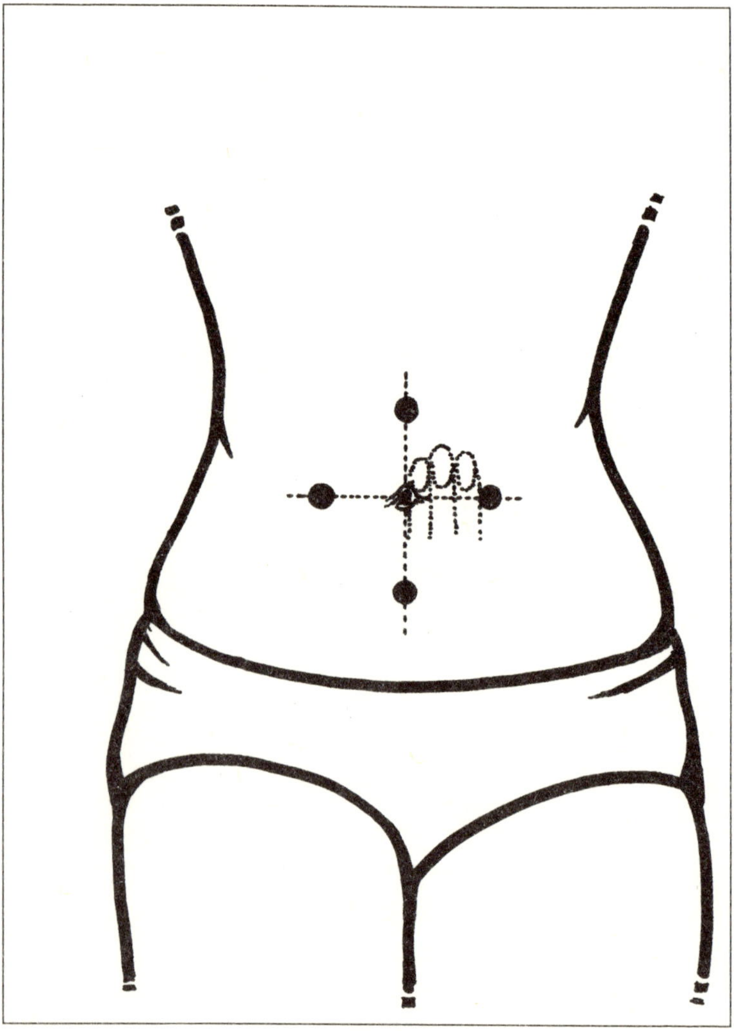

MAGEN-DARM-STÖRUNGEN

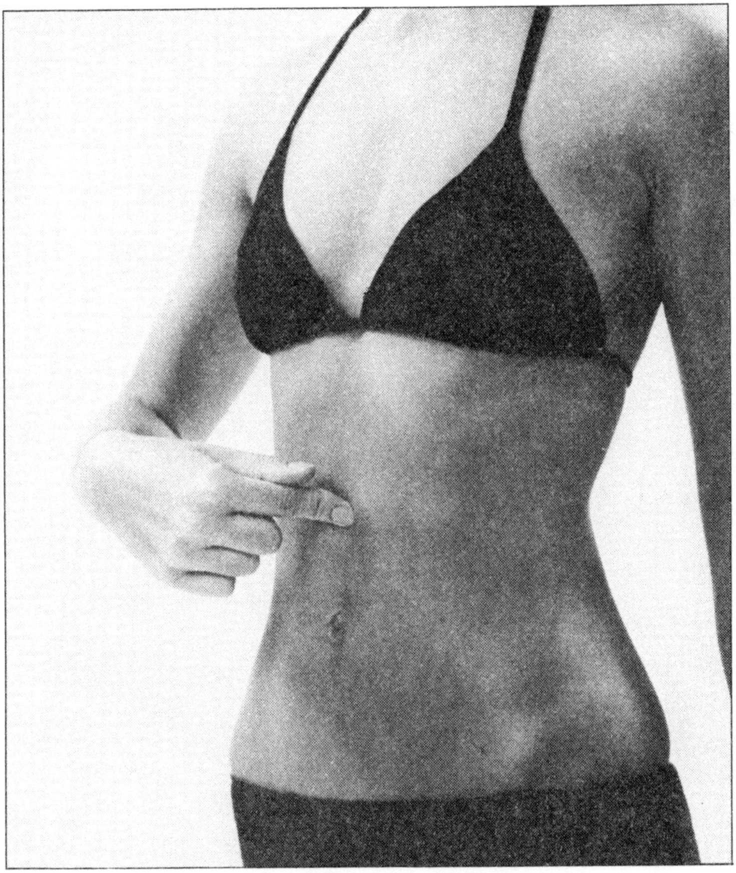

Name des Punktes:	„tu-schen“
	Magenschmerzen (Krämpfe)
Qualität:	Harmonisierungspunkt
Beeinflussung:	nur leicht, jedoch ausdauernd akupressieren; Bettruhe ist dabei nützlich

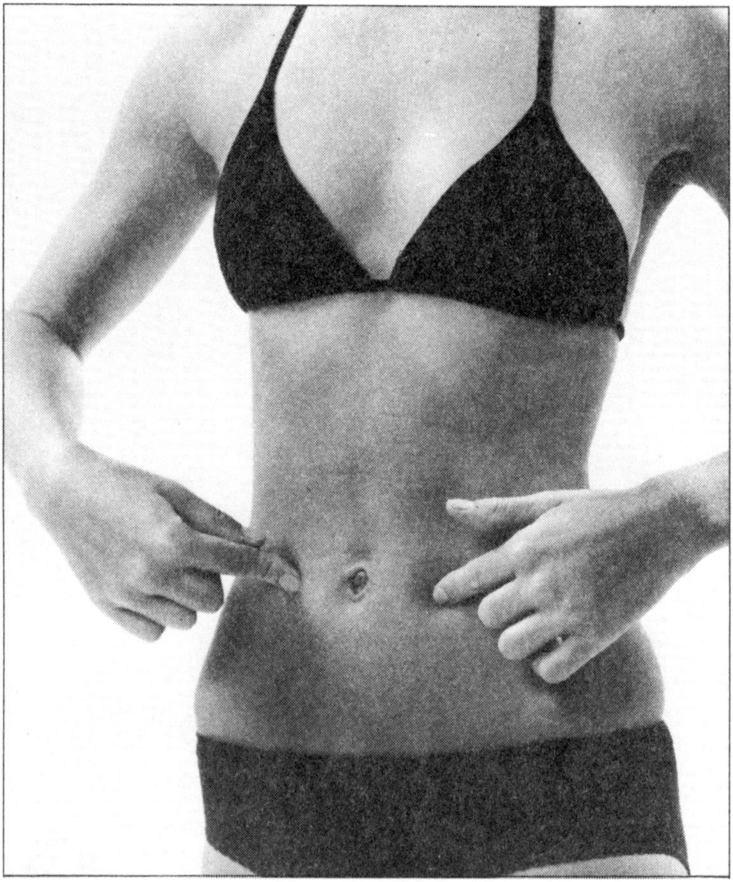

Name des Punktes:	„tu-schiau-(li)“
	Durchfall
Qualität:	Harmonisierungspunkt
Beeinflussung:	nur leicht, jedoch ausdauernd akupressieren; Bettruhe ist dabei nützlich

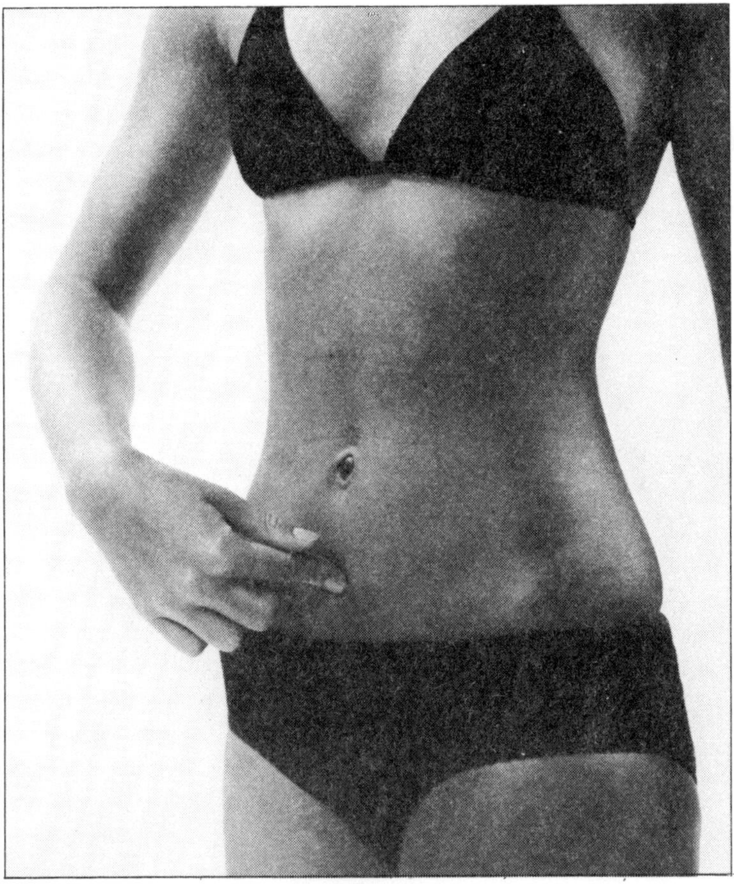

Name des Punktes:	„tu-hsio“
	Verstopfung
Qualität:	Harmonisierungspunkt
Beeinflussung:	nur leicht, jedoch ausdauernd aku-pressieren; Bettruhe ist dabei nützlich

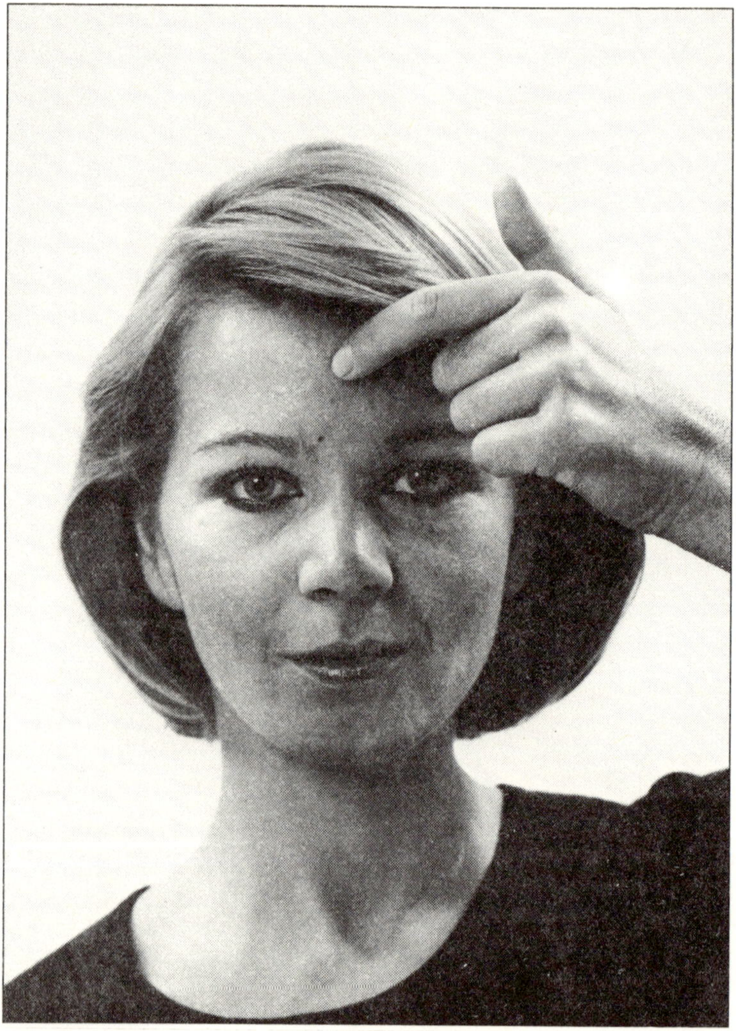

MENSTRUATIONSBESCHWERDEN

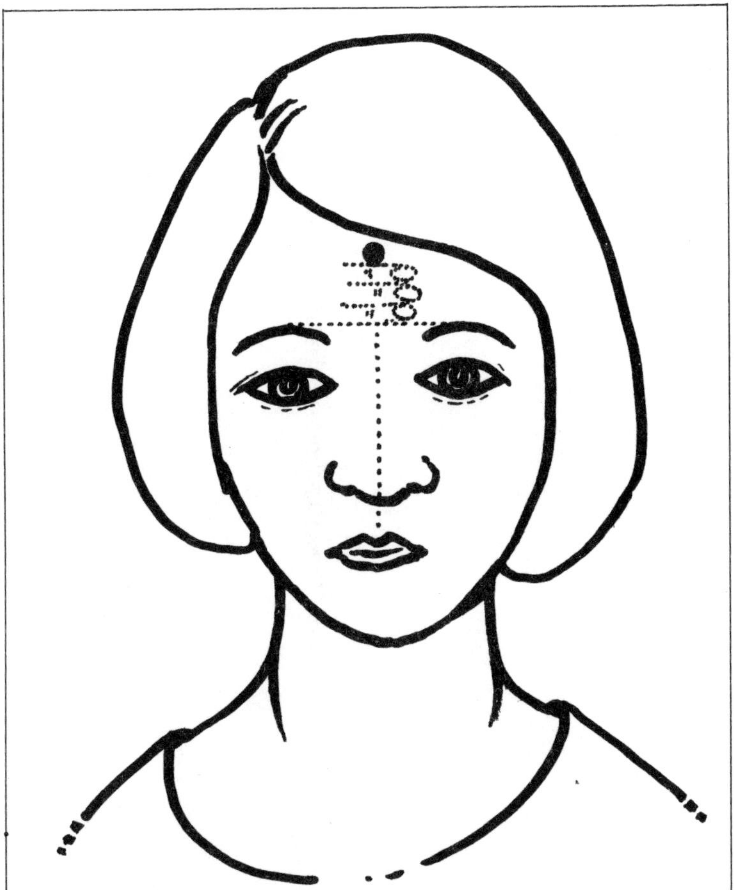

Name des Punktes: „Konzeptions"-Punkt
Qualität: Harmonisierungspunkt
Beeinflussung: mehrfach wiederholte leichte Punkt-Massage während der „kritischen Tage"; Dauer: bis Wirkungseintritt

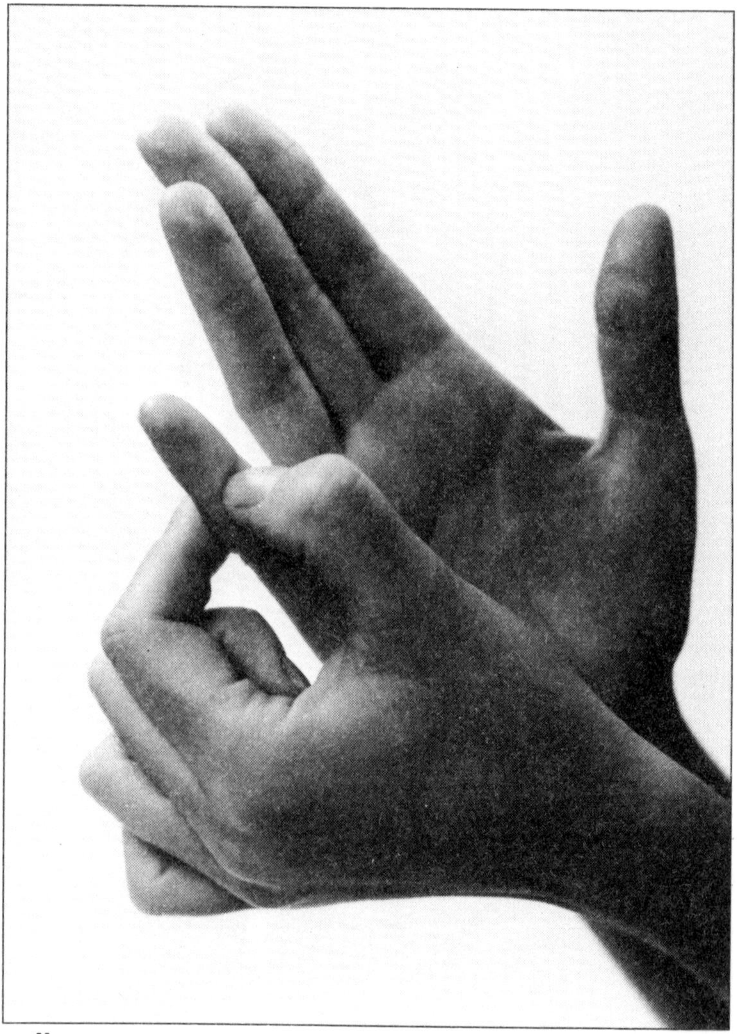

MÜDIGKEIT

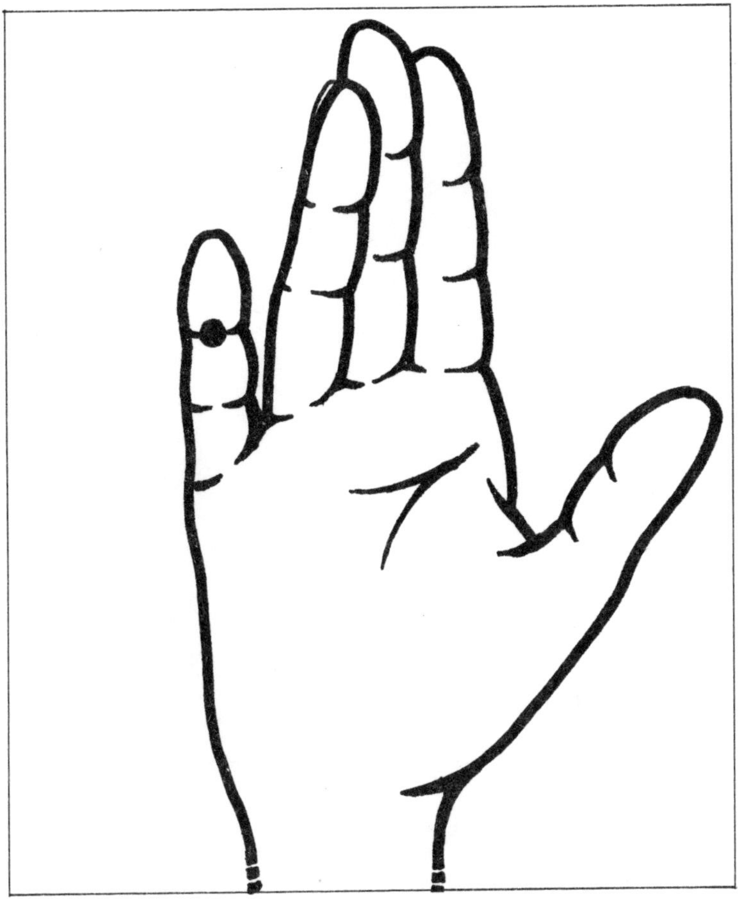

Name des Punktes:	„pia-san“
Qualität:	Anregungs-(Spezial-)Punkt
Beeinflussung:	bei Bedarf; kräftige Akupressur; Wirkung hält eine Stunde an; Wiederholung statthaft

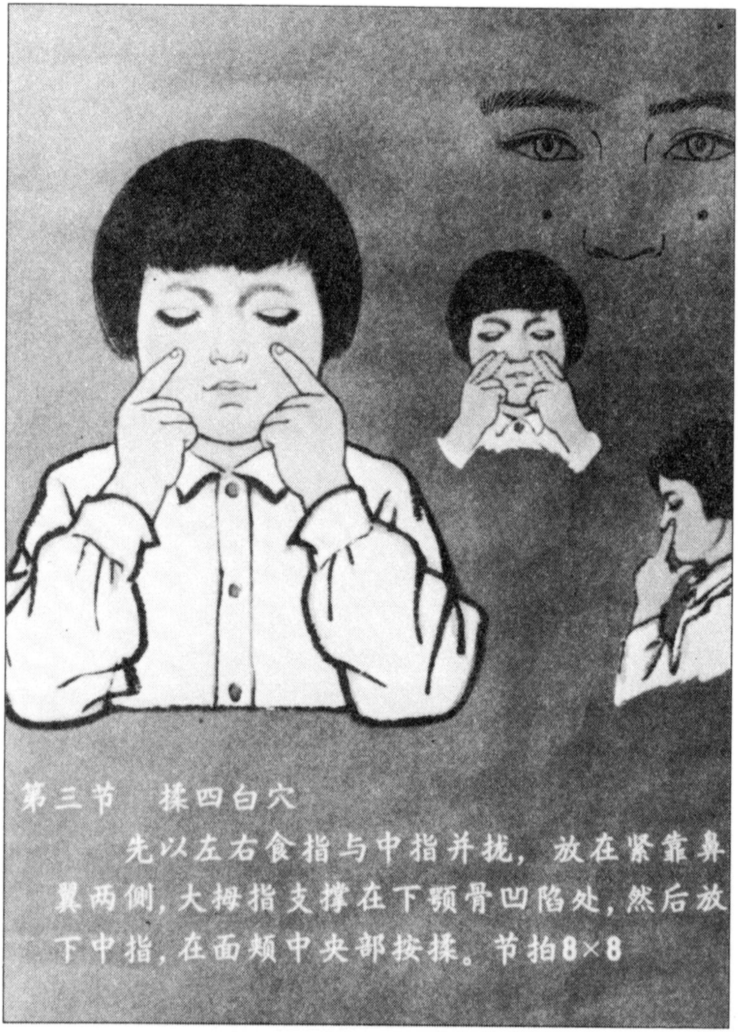
第三节　揉四白穴
先以左右食指与中指并拢，放在紧靠鼻翼两侧，大拇指支撑在下颚骨凹陷处，然后放下中指，在面颊中央部按揉。节拍8×8

NEBENHÖHLENKATARRH

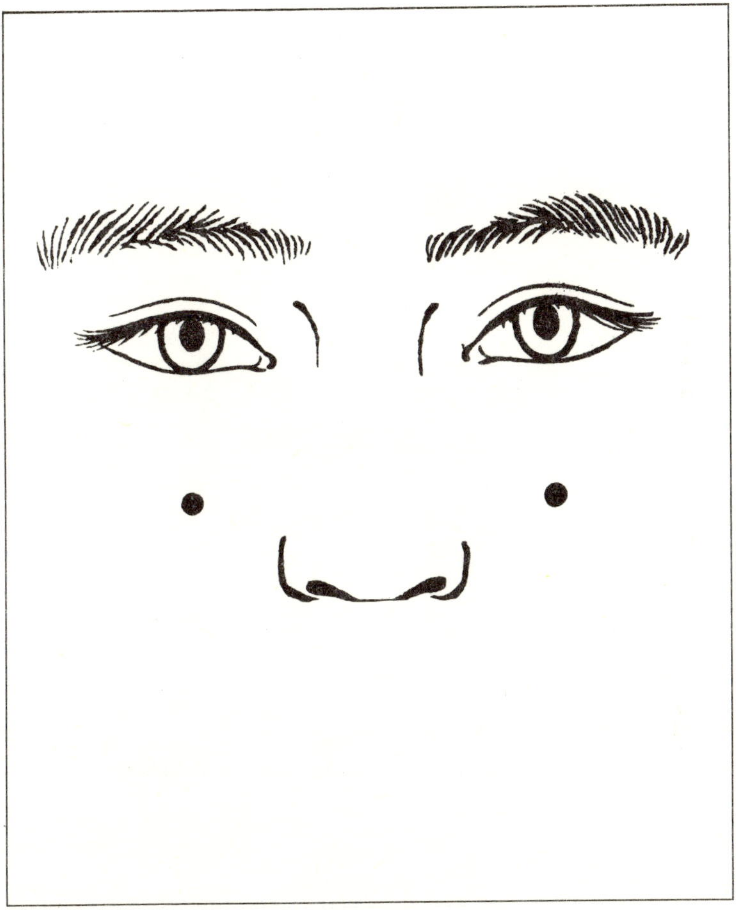

Name des Punktes:	„si-bai“
Qualität:	Spezialpunkt
Beeinflussung:	mäßig starke Akupressur; Augen geschlossen halten; 64 („Zahl 8 x 8“) Rotationen

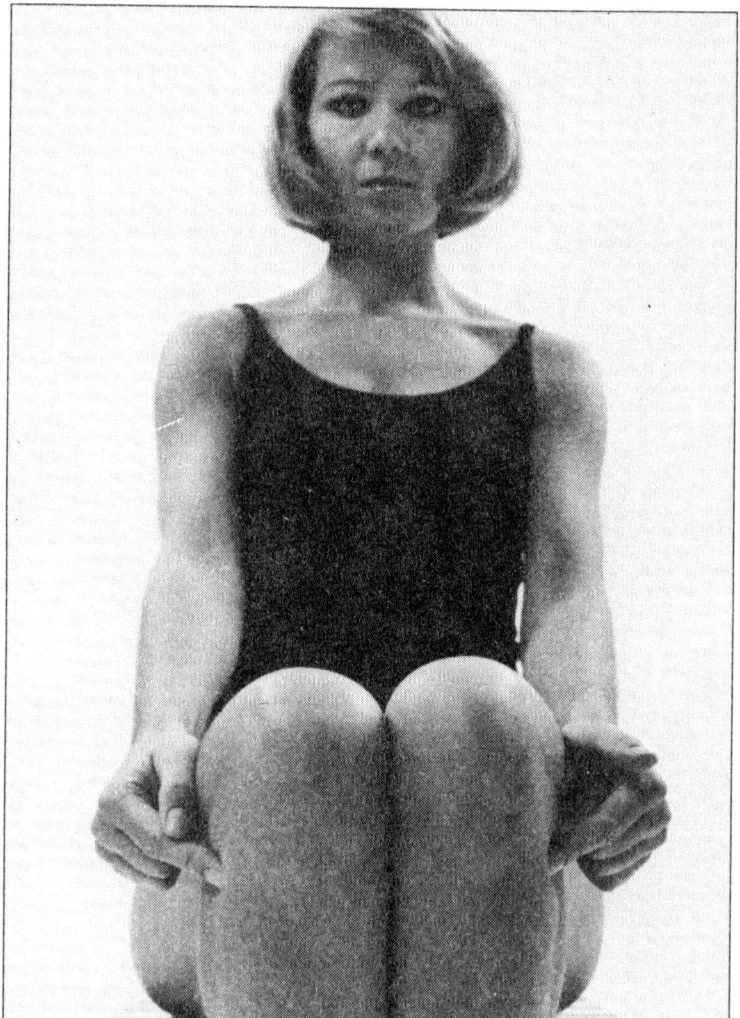

NERVOSITÄT

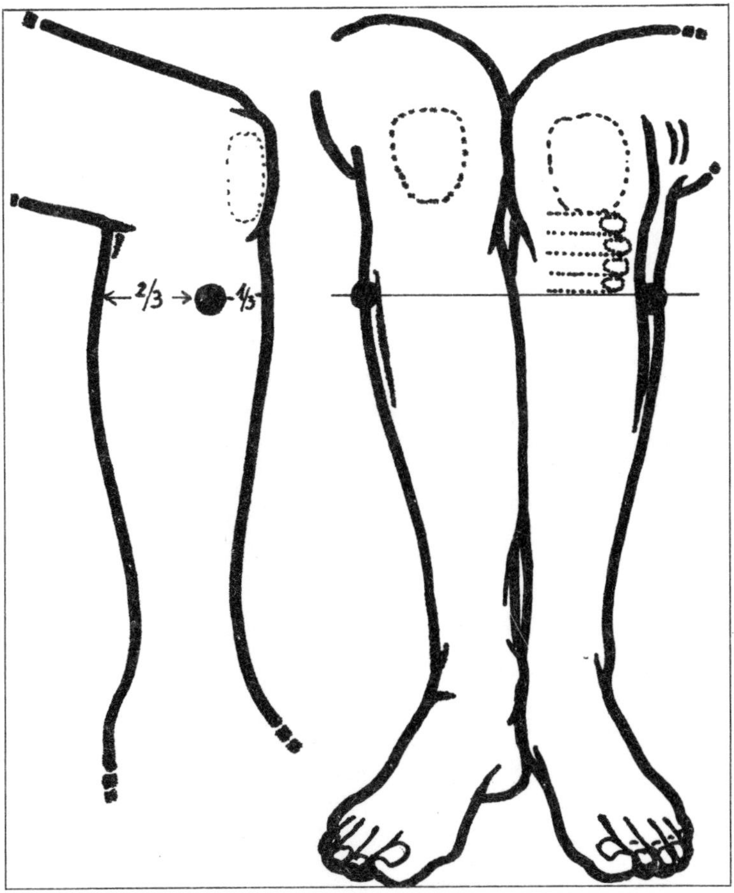

Name des Punktes: „Göttlicher Gleichmut"
Qualität: Harmonisierungspunkt
Beeinflussung: leichte Akupressur; stets beiderseits gleichzeitig; Dauer: bis zu fünf Minuten

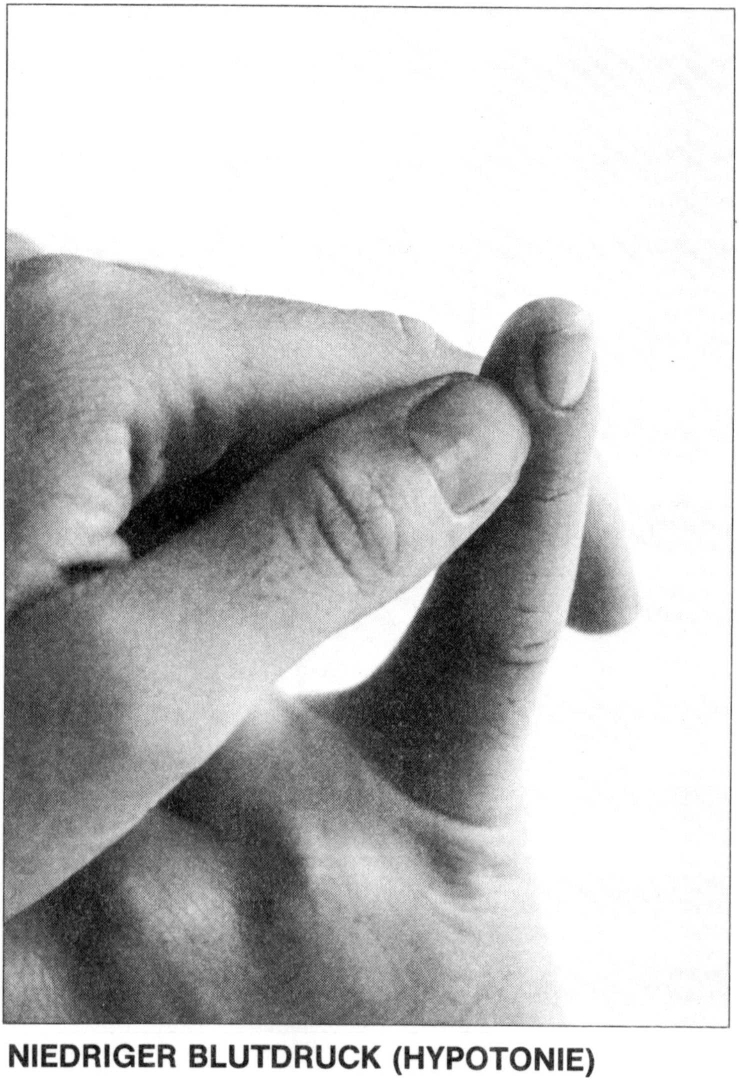

NIEDRIGER BLUTDRUCK (HYPOTONIE)

Der Siegeszug der Akupressur

ist nicht mehr aufzuhalten. In China und in vielen anderen asiatischen Ländern wird Akupressur in den Schulen gelehrt. In den Vereinigten Staaten praktizieren Tausende von Heilkundigen die neu entdeckte Methode. In Europa ist das Wort, vor kurzem noch völlig unbekannt, auf dem besten Weg, Allgemeingut zu werden.

Damit schließt sich ein alter Ring: Akupressur wurde vor zweitausend Jahren im griechisch-römischen Kulturkreis als „locus dolendi"-Therapie längst praktiziert! Die großen Ärzte dieser Zeit empfahlen bei Schmerzen, den Ort („locus") des Übels („dolendi") zu akupressieren.

Leider versank die Methode für Jahrhunderte in Vergessenheit. Nun ist Akupressur wieder da! Hilfreich, sicher und nebenwirkungsfrei. Eine ideale Methode der Selbstbehandlung gegen die alten und neuen Übel, welche die Menschen quälen. Eine gute Nachricht.

Name des Punktes:	„wuh-te"
Qualität:	Anregungspunkt
Beeinflussung:	Daumennagelakupressur; besonders wirkungsvoll morgens im Bett; Behandlung kurzzeitig; aber intensiv

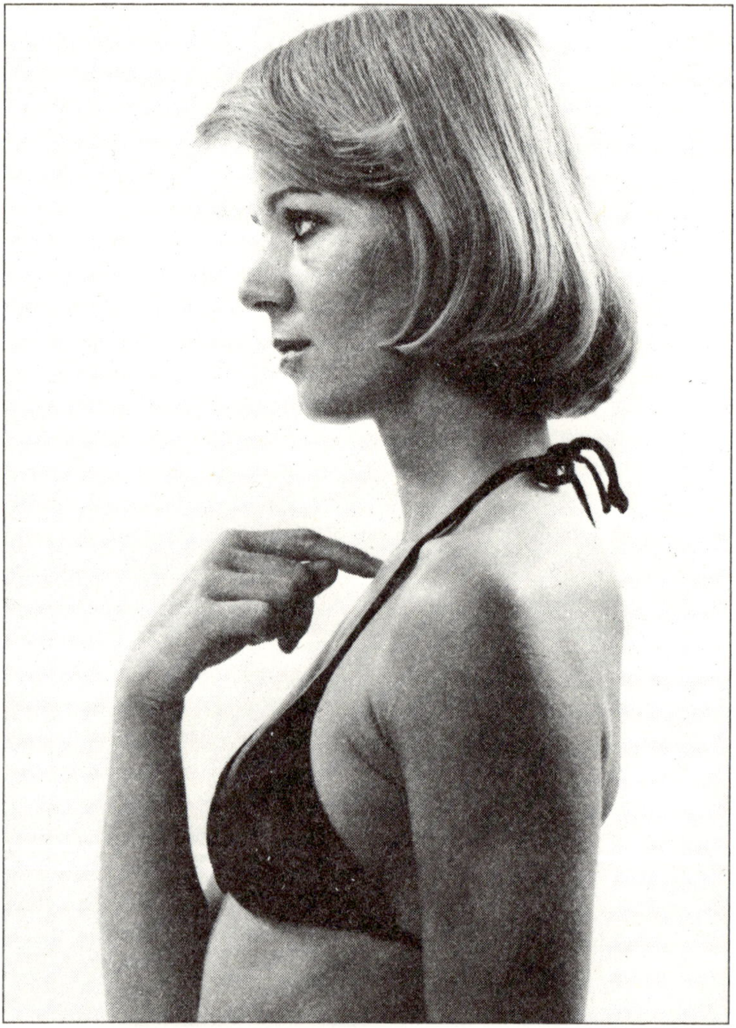

NIKOTINENTWÖHNUNG

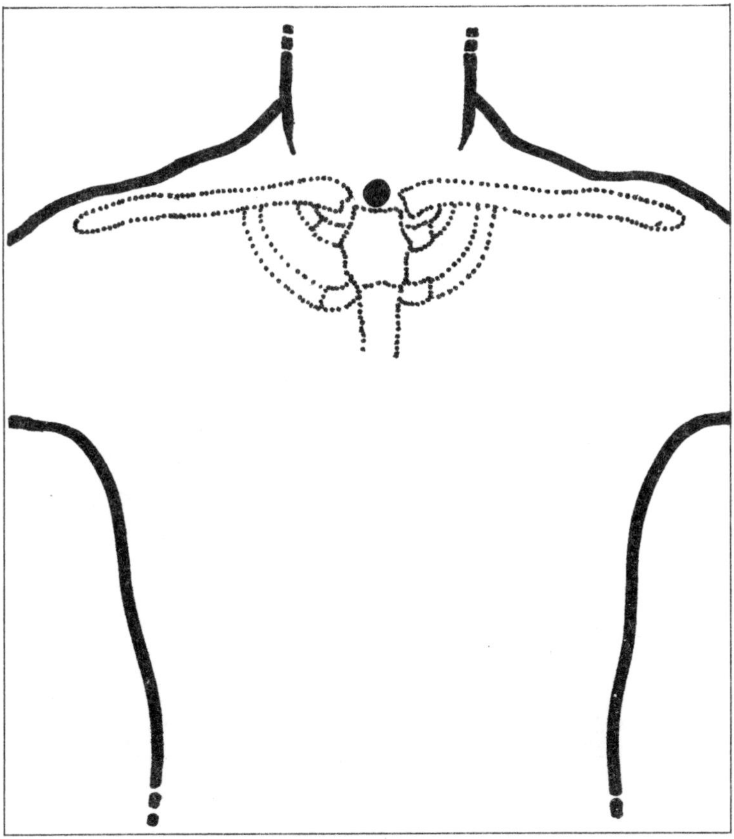

Name des Punktes: „chaba-ex“
Qualität: Spezialpunkt
Beeinflussung: bei Rauchgelüsten intensive schmerzhafte Akupressur; kurzzeitig; anschließend noch Therapie wie bei niedrigem Blutdruck (siehe dort)

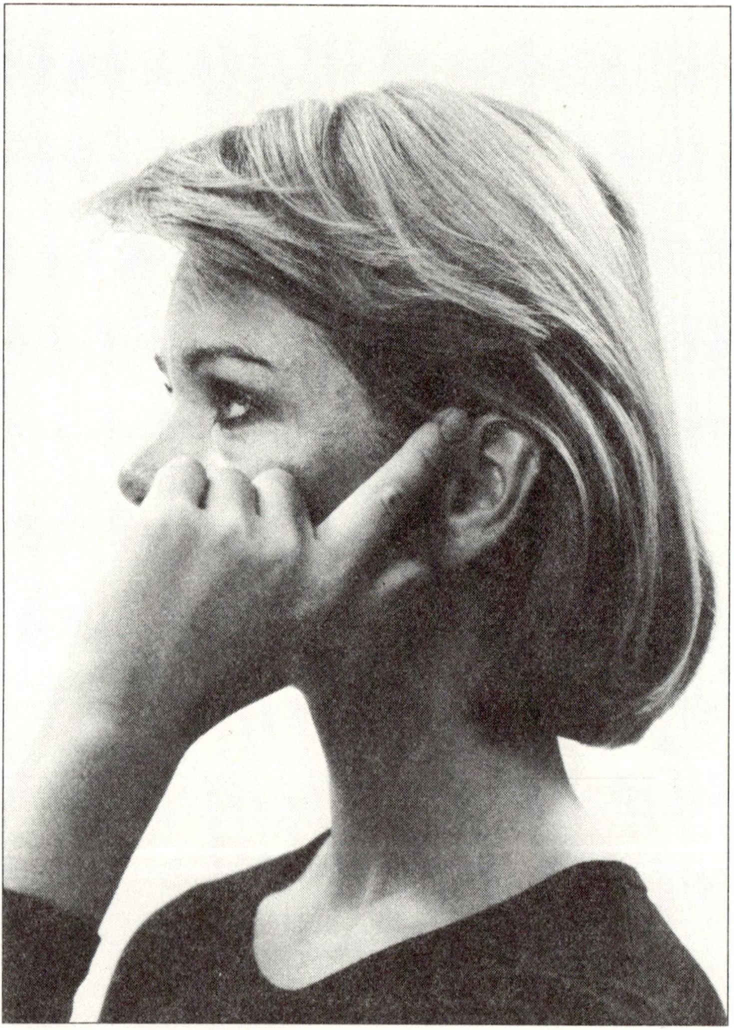

OHRENSCHMERZEN

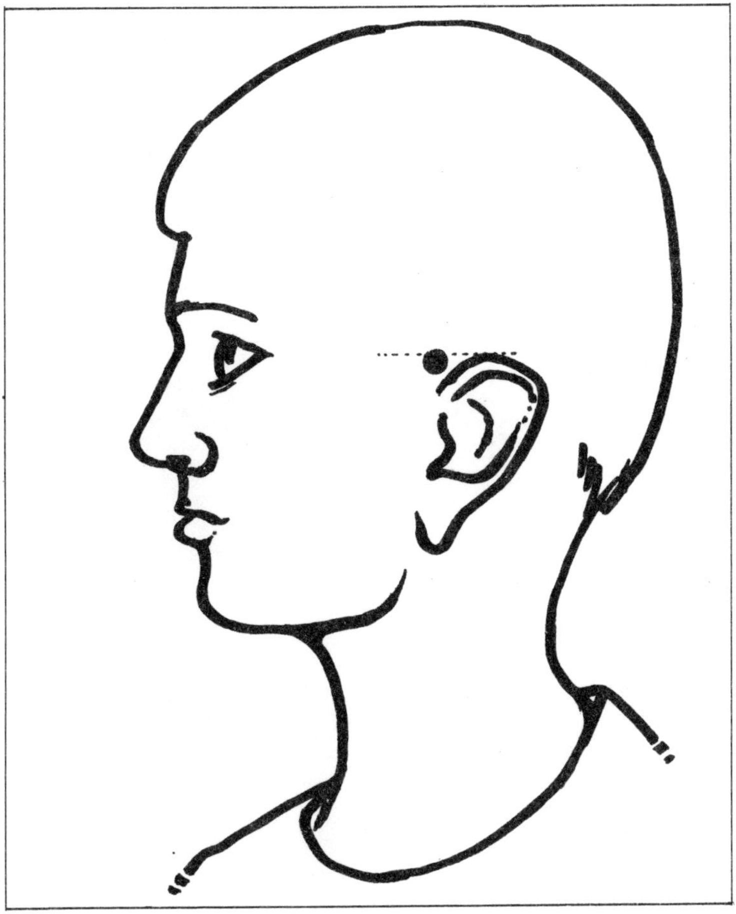

Name des Punktes:	„yün-ya“
Qualität:	Harmonisierungspunkt
Beeinflussung:	leichte Pressur; nur am betroffenen Ohr wirksam

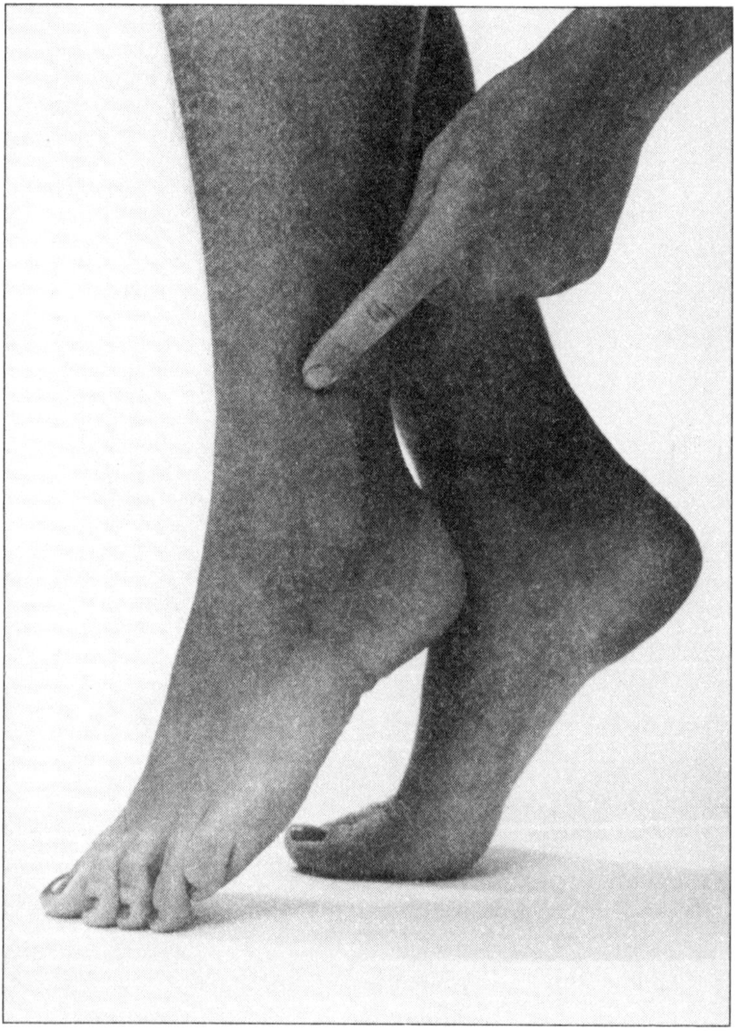

REISEKRANKHEIT

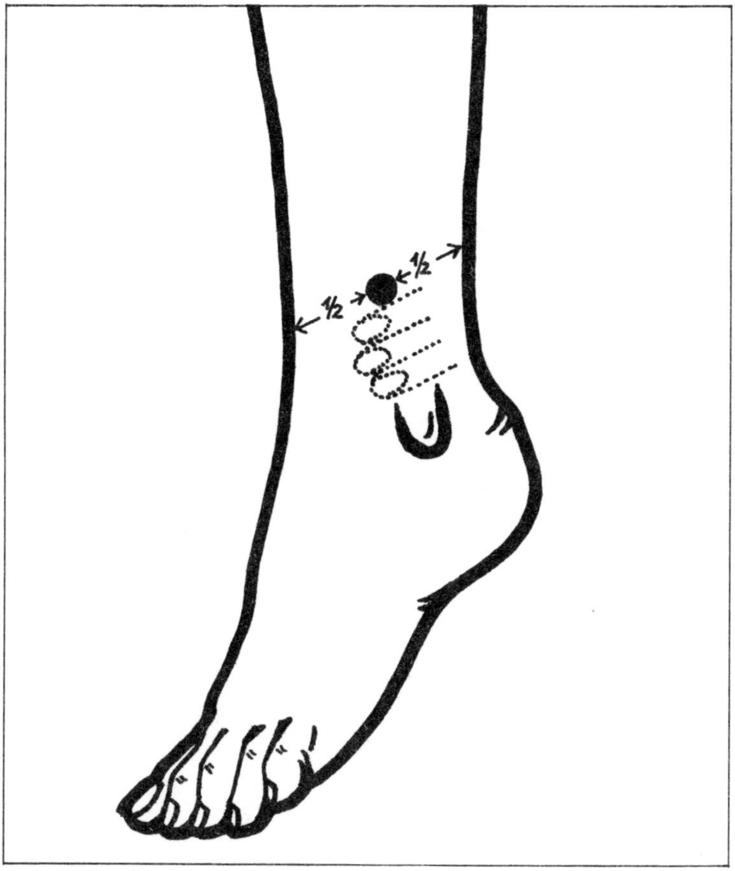

Name des Punktes: „pi-in-san"
Qualität: Anregungspunkt
Beeinflussung: mittelkräftige Akupressur; bei übergeschlagenen Beinen möglich; Wiederholung bei Bedarf

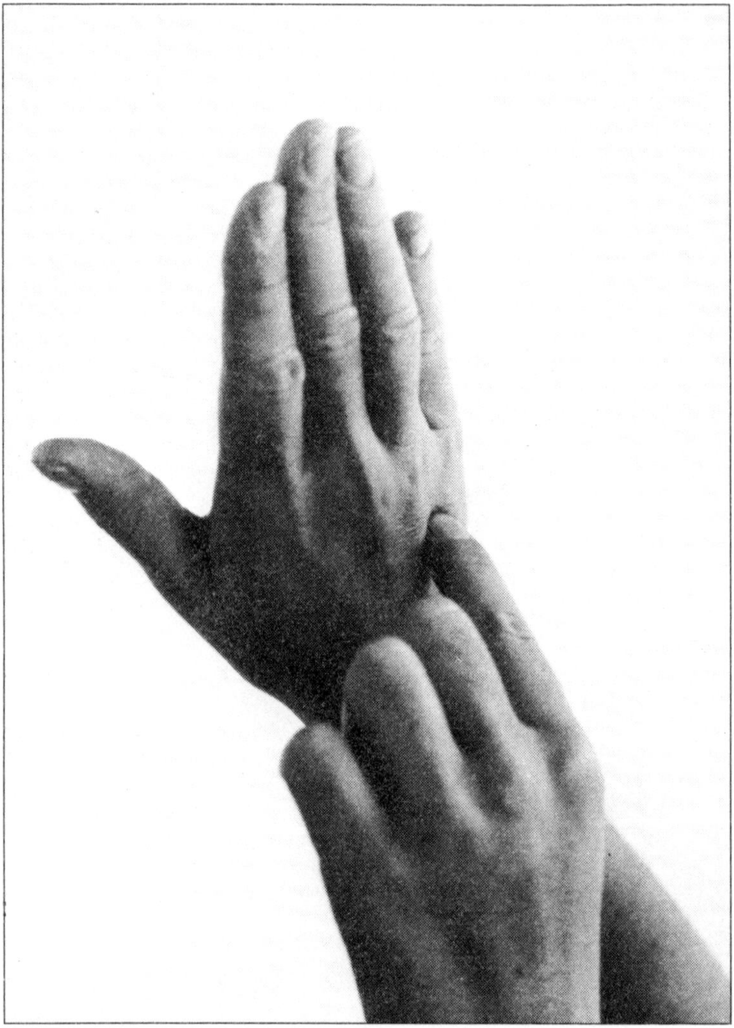

RHEUMA-SCHMERZEN

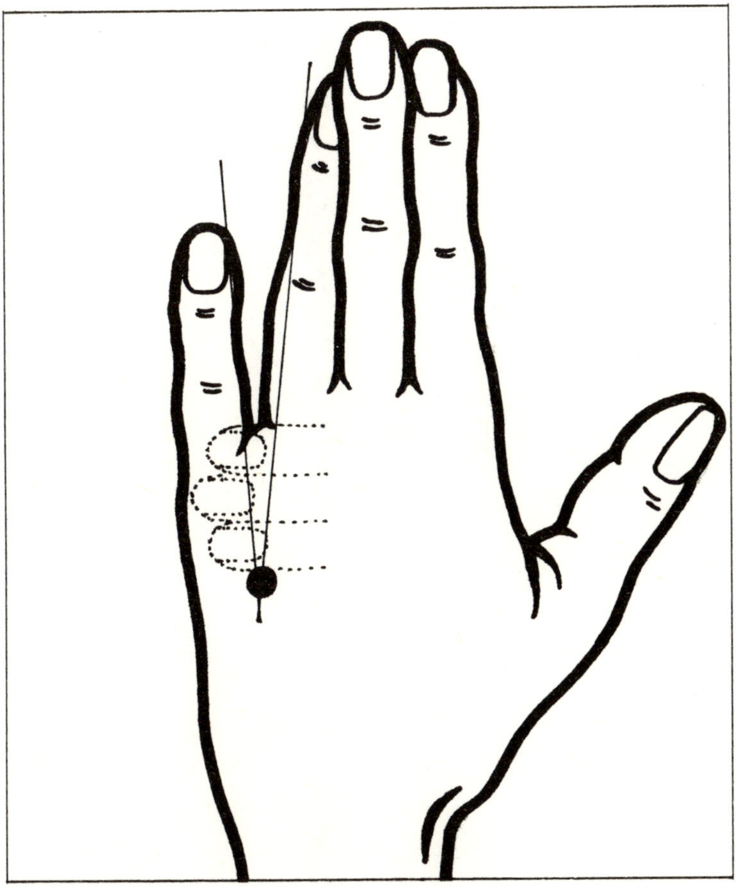

Name des Punktes: „Dreifacher Erwärmer"
Qualität: Beruhigungspunkt
Beeinflussung: langdauernde (bis sieben Minuten!) leichte Akupressur; Hände dabei wechseln

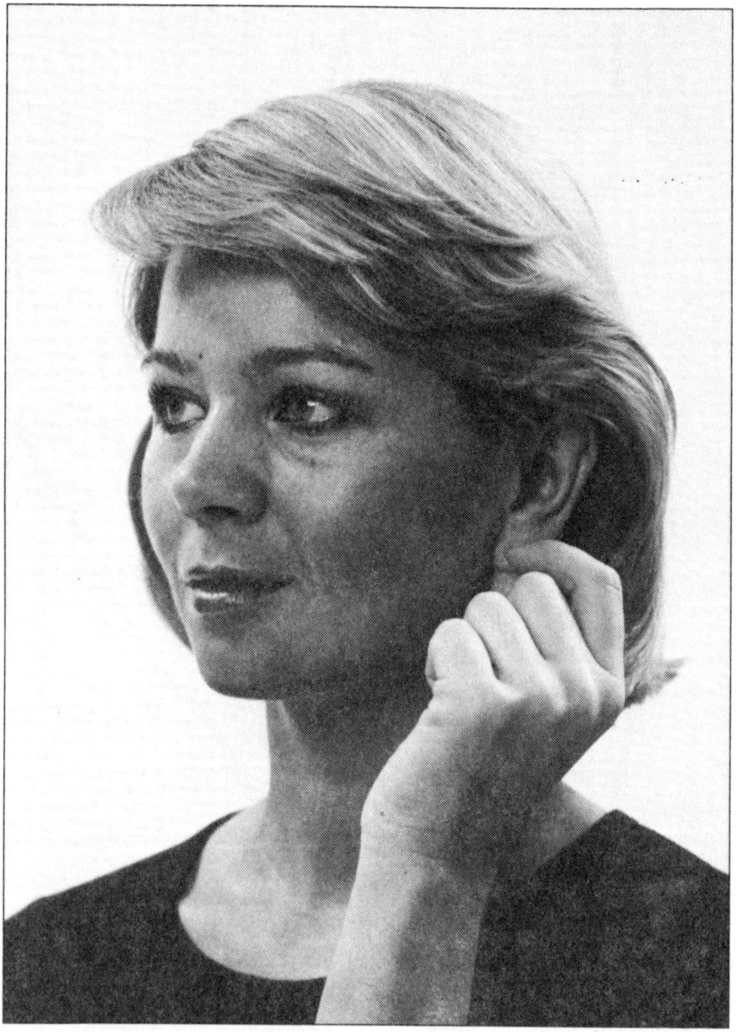

SCHLAFSTÖRUNGEN

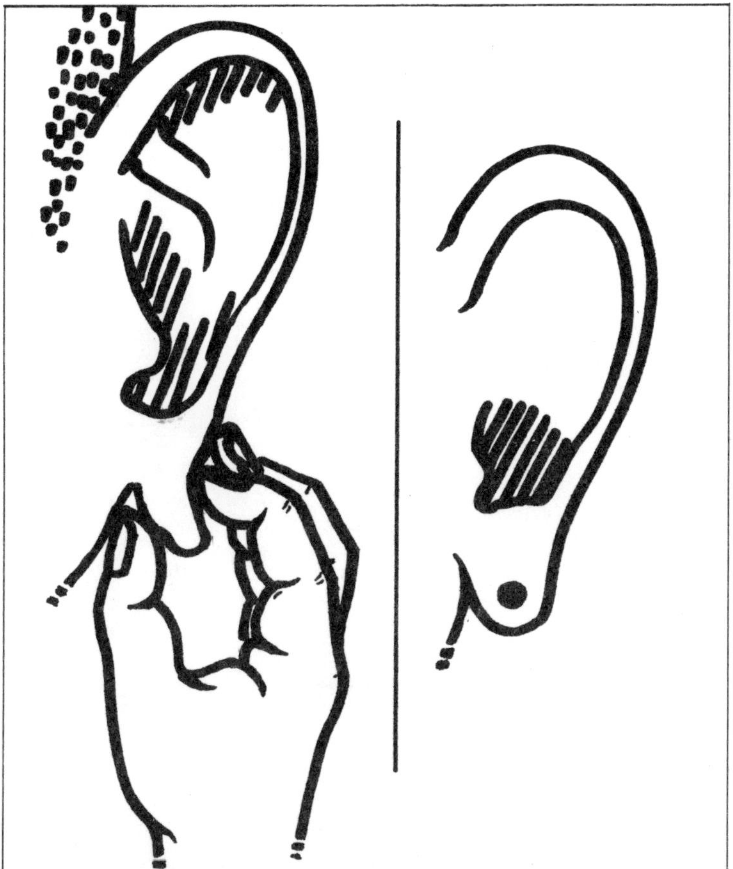

Name des Punktes:	„ha-u-san“
Qualität:	Spezial-(Harmonisierungs-)Punkt
Beeinflussung:	leichte Akupressur; rechts schneller wirkend als links; selbstverständlich nur in Ruhelage!

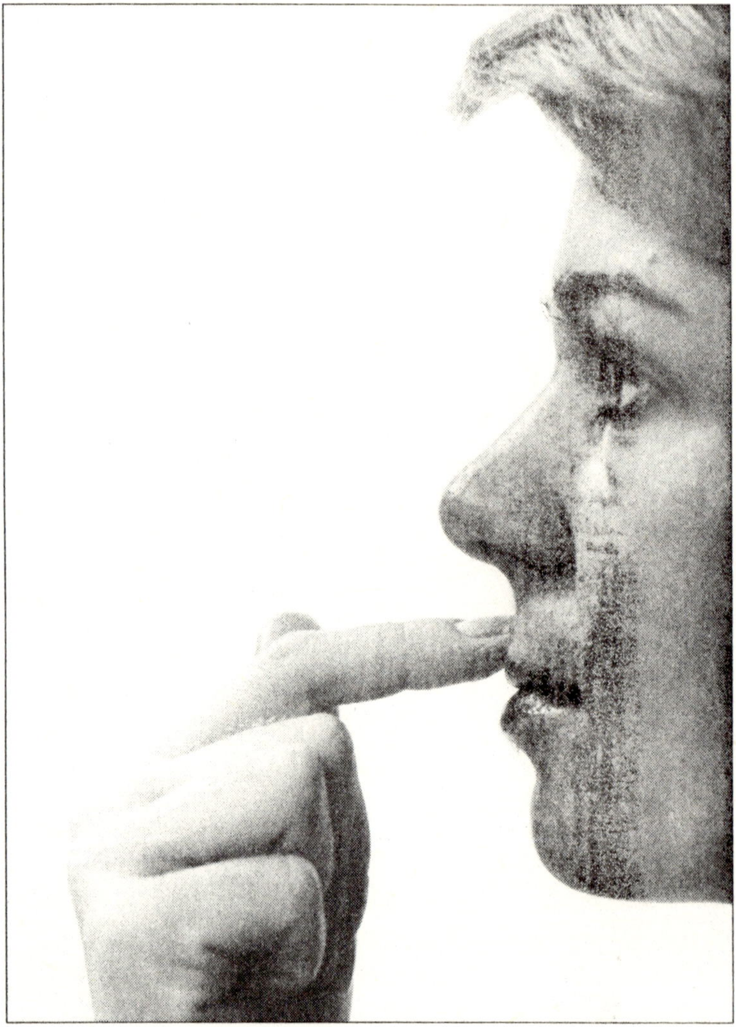

SCHMERZ (AKUT)

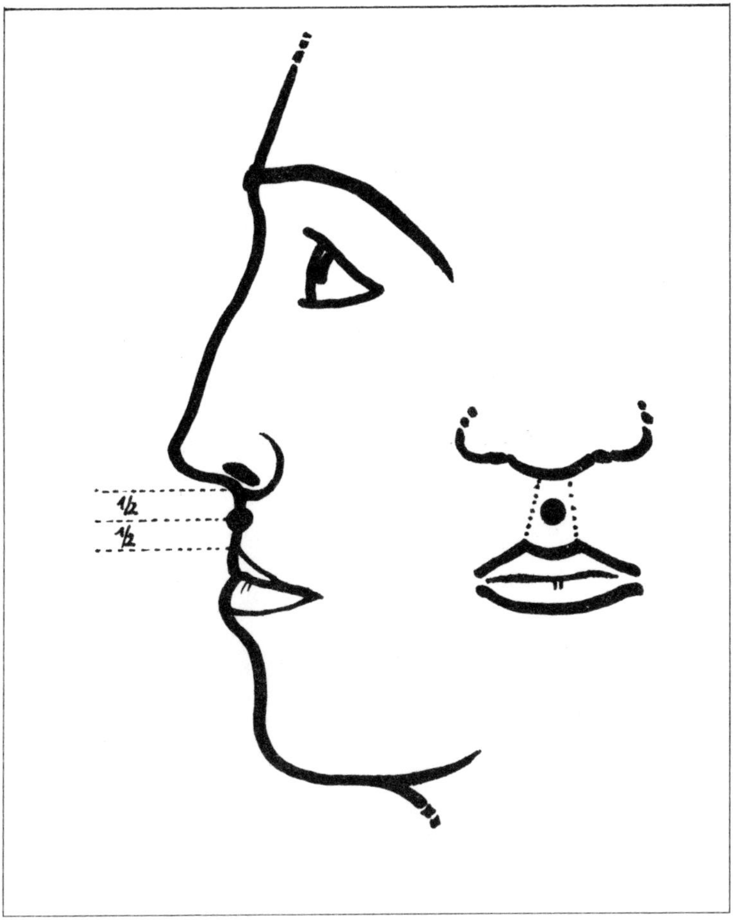

Name des Punktes:	„ho-ba“
Qualität:	Spezialpunkt
Beeinflussung:	kräftige Akupressur mit dem Zeigefingernagel; 10-Sekunden-Rhythmus

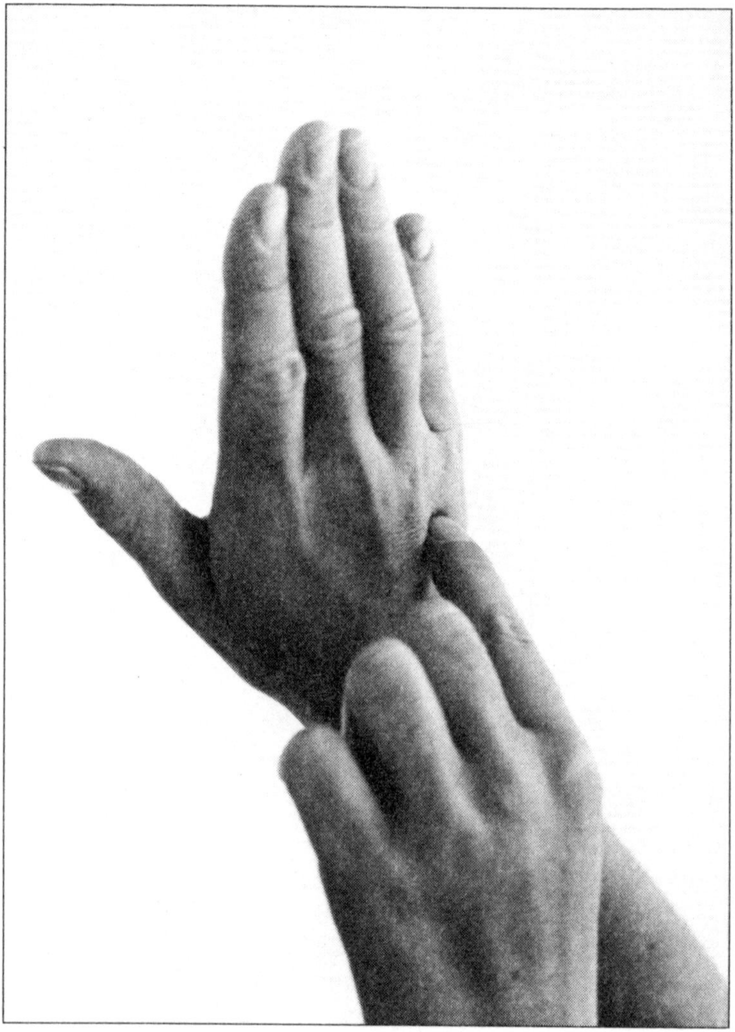

SCHMERZ (CHRONISCH)

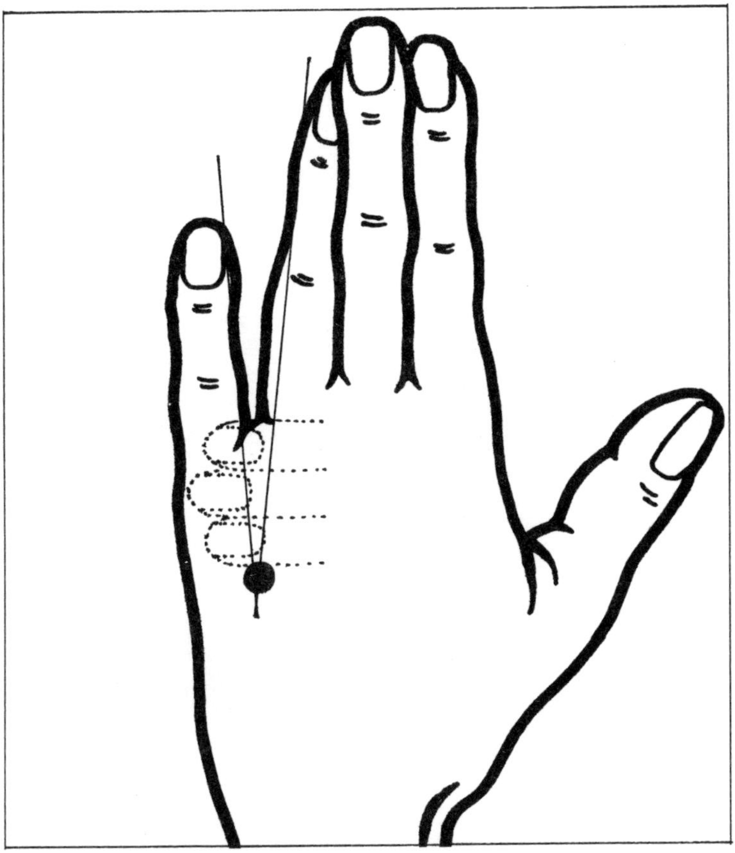

Name des Punktes:	„Dreifacher Erwärmer“
Qualität:	Beruhigungspunkt
Beeinflussung:	leichte, langdauernde Akupressur; jeweils den Punkt wählen, der auf der schmerzenden Körperseite liegt; Beachtung der Ruheregeln

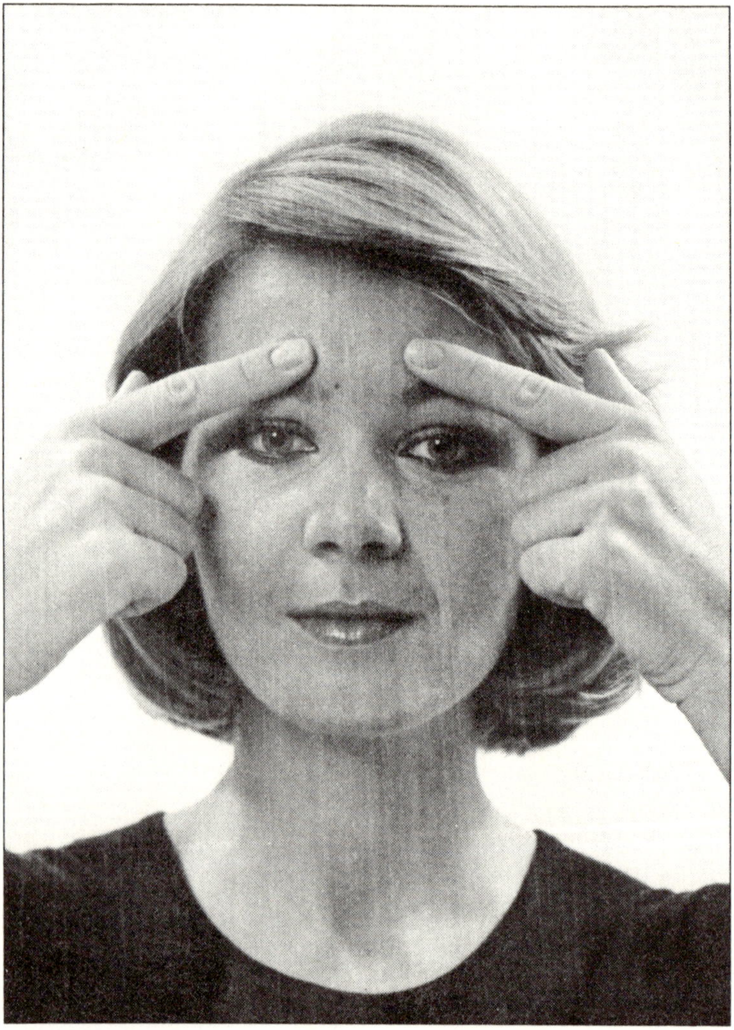

SCHNUPFEN

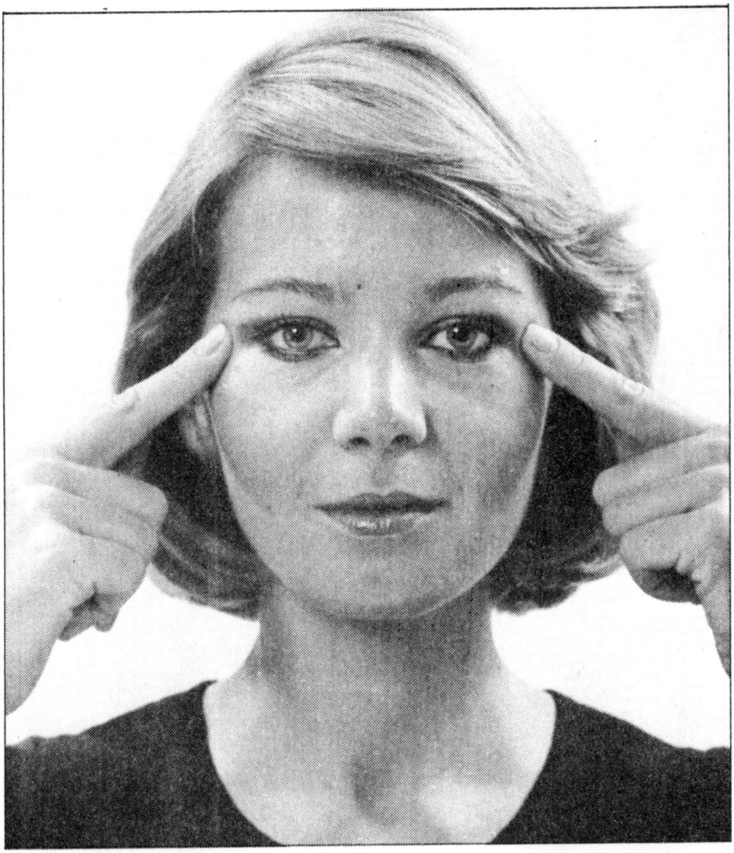

Name des Punktes:	„chi-schi" (links)	„ku-san" (rechts)
Qualität:	Harmonisierung	Anregung
Beeinflussung:	jeden Punkt, links beginnend, jeweils eine Minute leicht akupressieren; stets gleichseitig behandeln; hilft auch vorbeugend!	

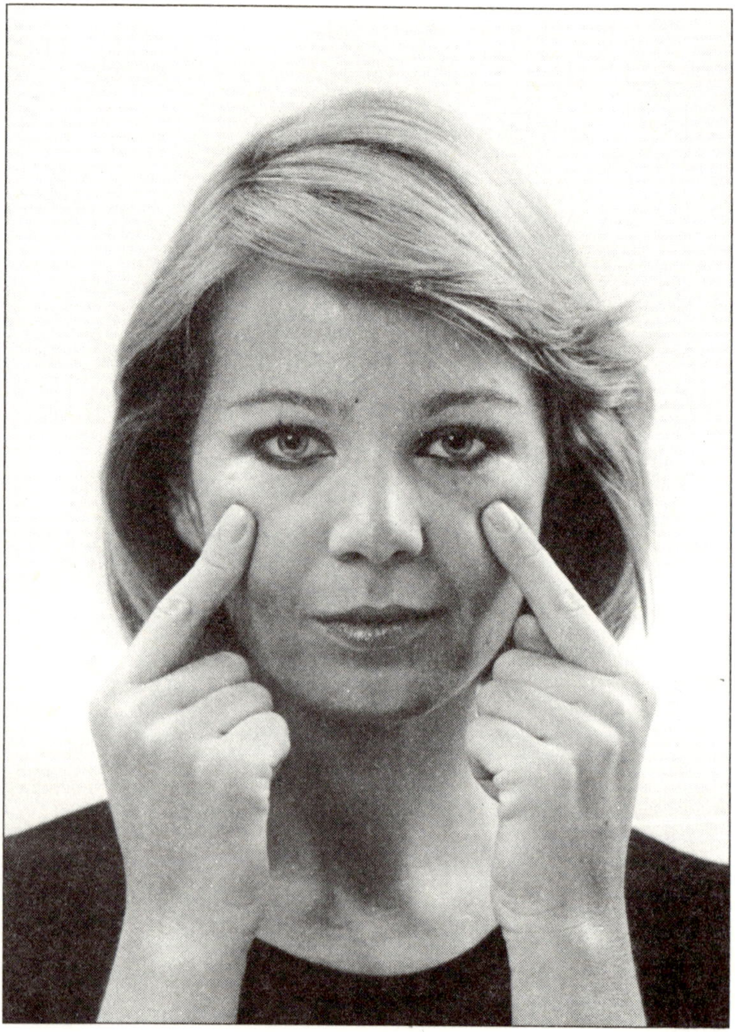

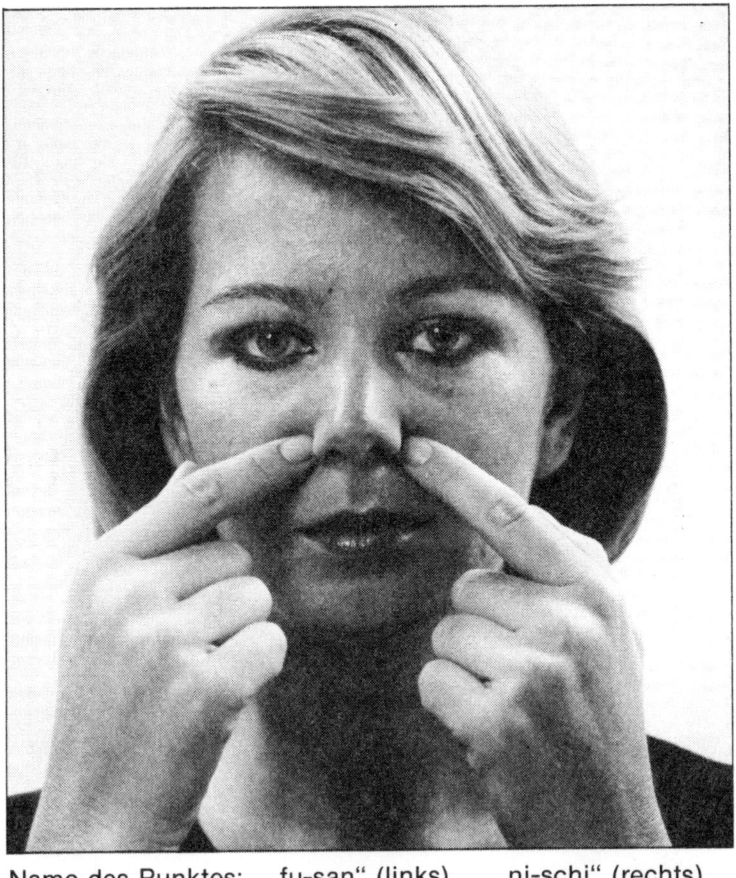

Name des Punktes:	„fu-san“ (links)	„ni-schi“ (rechts)
Qualität:	Beruhigung	Spezialpunkt
Beeinflussung:	jeden Punkt, links beginnend, jeweils eine Minute leicht akupressieren; stets gleichseitig behandeln; hilft auch vorbeugend!	

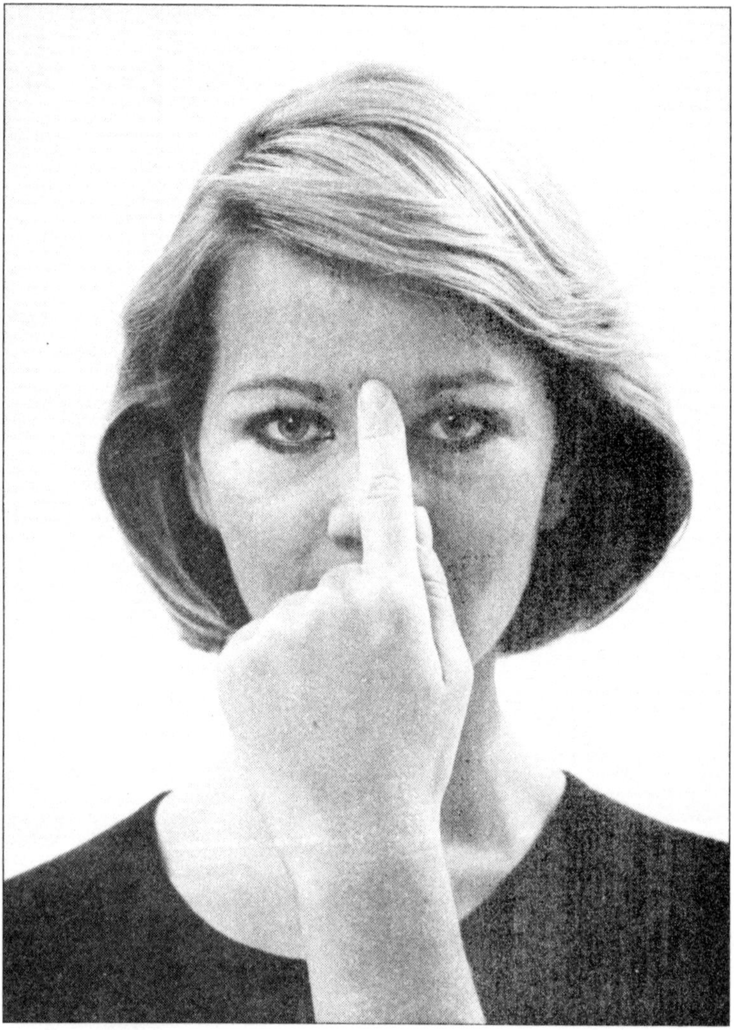

SCHWINDEL

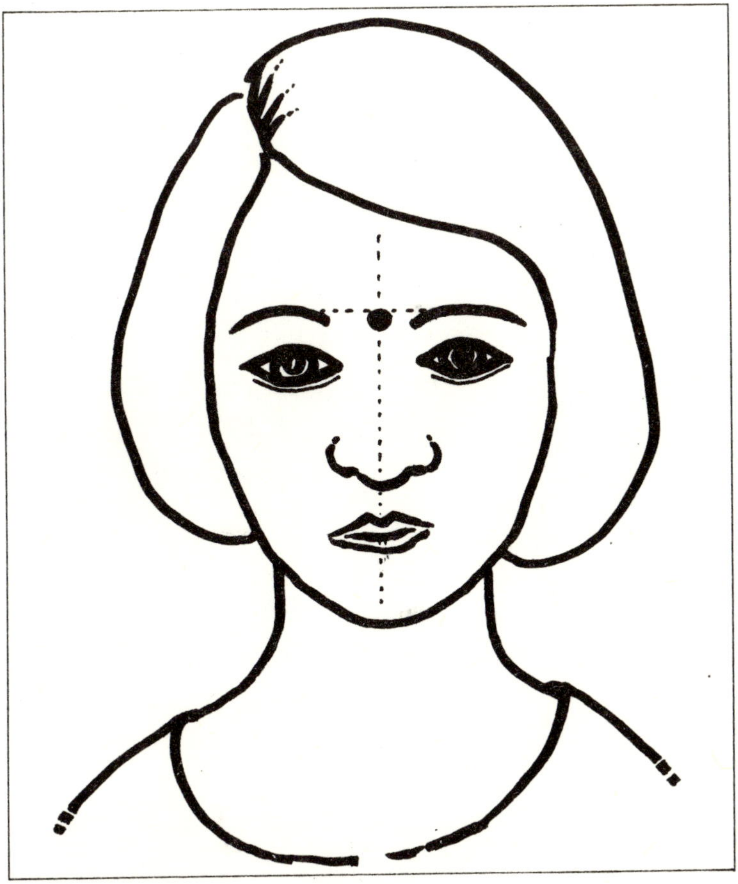

Name des Punktes:	„tsen-tsel“
Qualität:	Harmonisierungspunkt
Beeinflussung:	kräftige, kurzzeitige Akupressur; ggf. mit „wuh-te“ (s. u. „Niedriger Blutdruck“) kombinieren

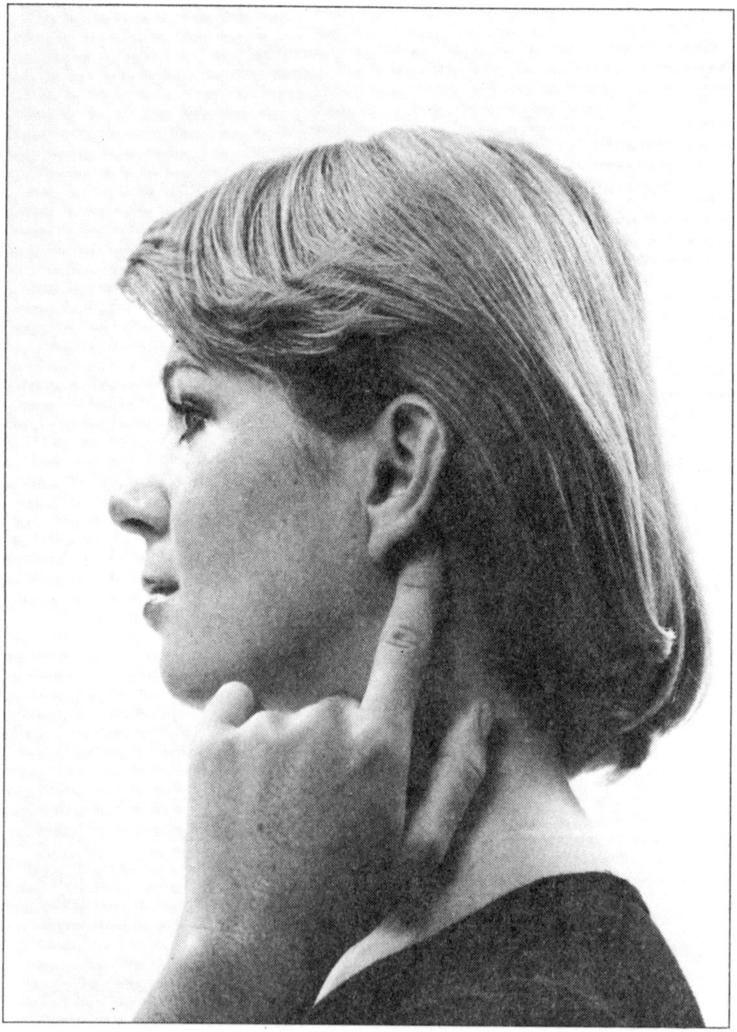

SCHWITZEN

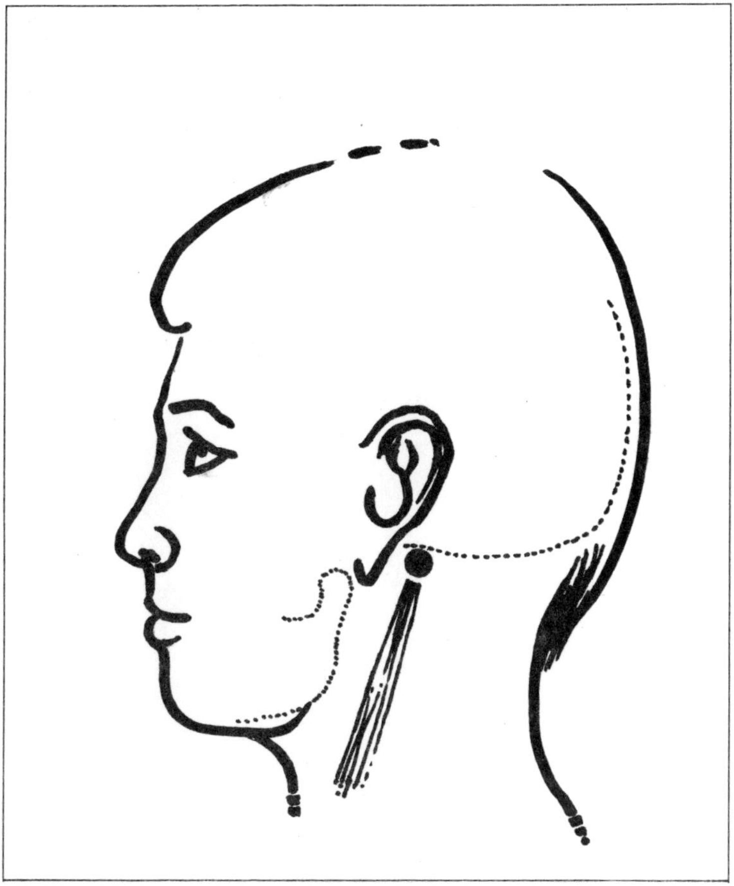

Name des Punktes:	„bru-mae“
Qualität:	Spezialpunkt
Beeinflussung:	leichte Akupressur; Dauer: bis zu drei Minuten; rechts schneller wirksam, links länger vorhaltend

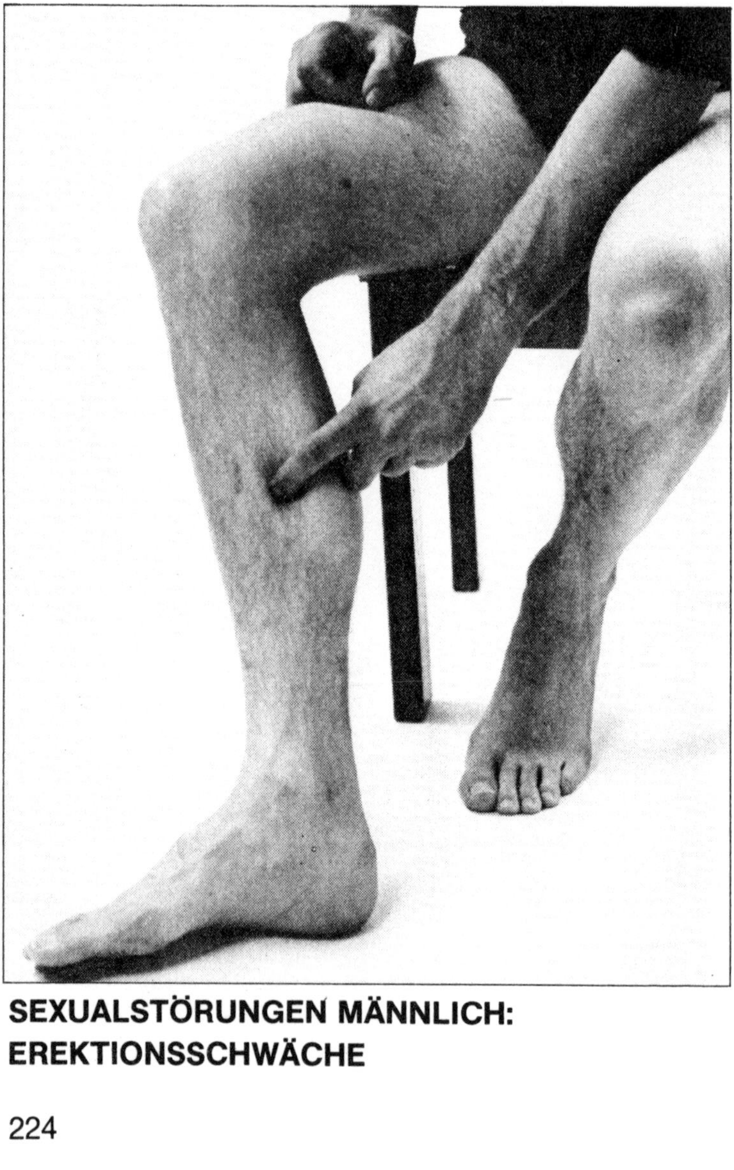

SEXUALSTÖRUNGEN MÄNNLICH: EREKTIONSSCHWÄCHE

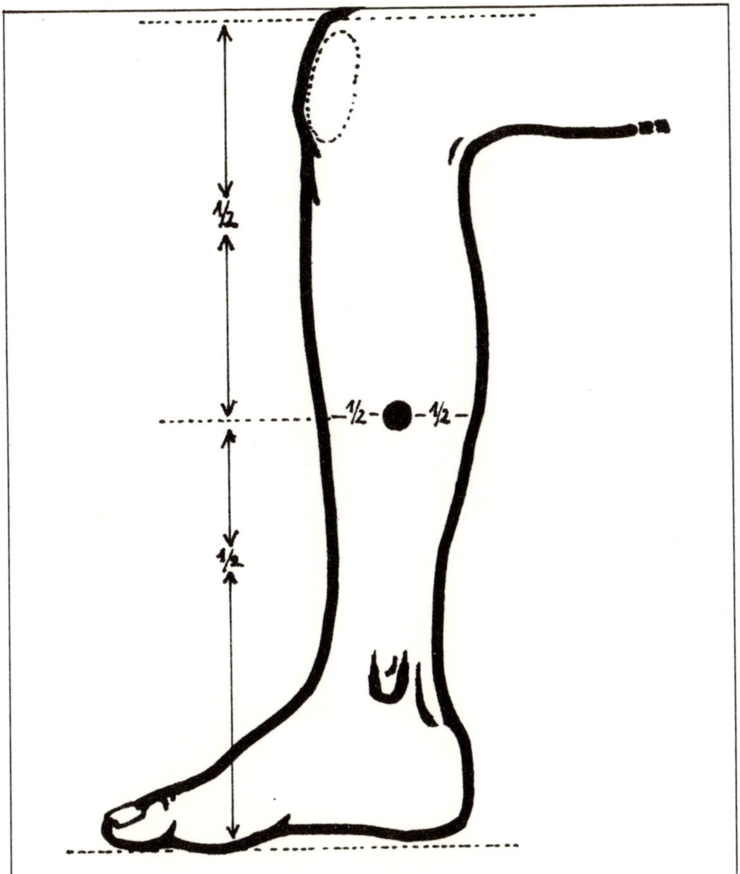

Name des Punktes: „lo-si-mue“

Qualität: Spezialpunkt

Beeinflussung: leichte Pressur; Partnertherapie erwünscht; Einhaltung der Ruhelage erforderlich

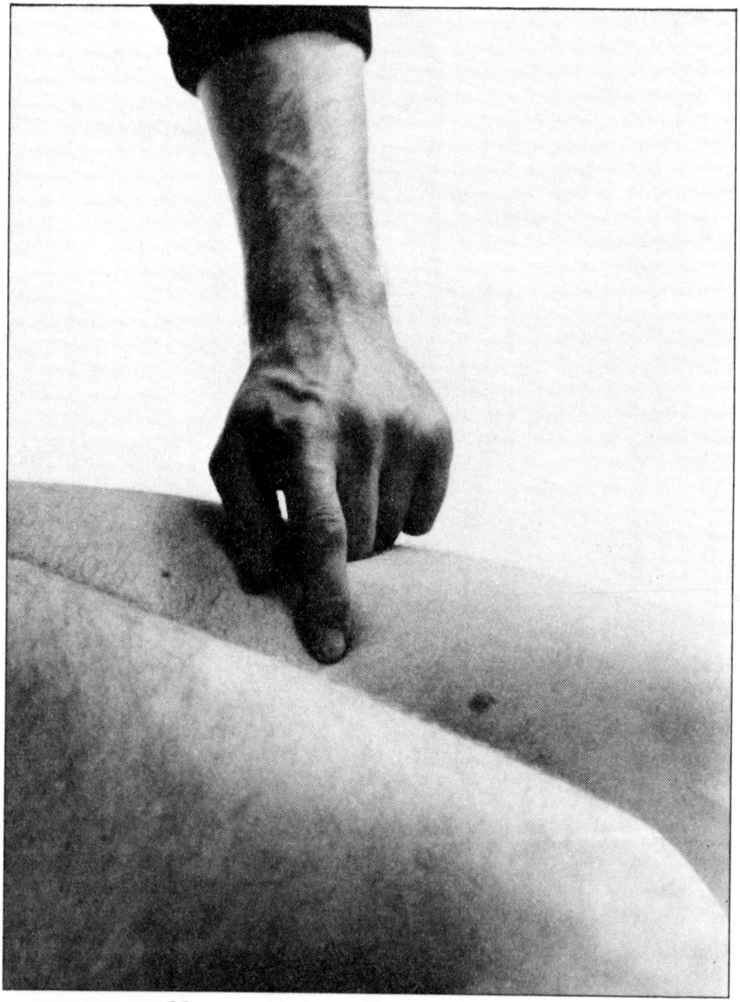

SEXUALSTÖRUNGEN MÄNNLICH: IMPOTENZ

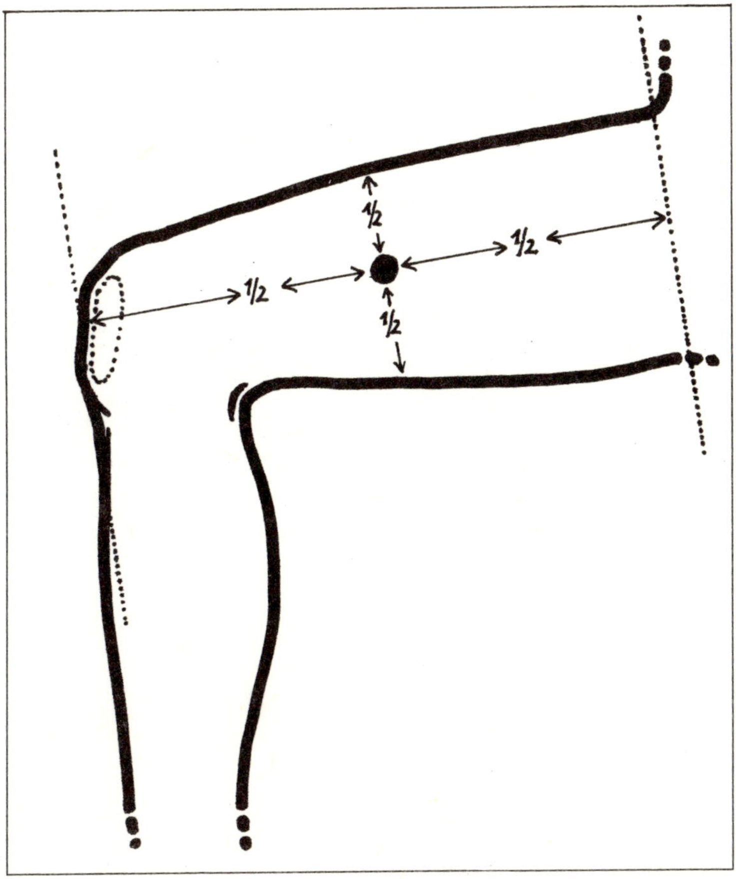

Name des Punktes:	„cli-be“
Qualität:	Spezialpunkt
Beeinflussung:	Wechsel zwischen leichter und kräftiger Pressur; Partnertherapie erwünscht; Ruhelage erforderlich

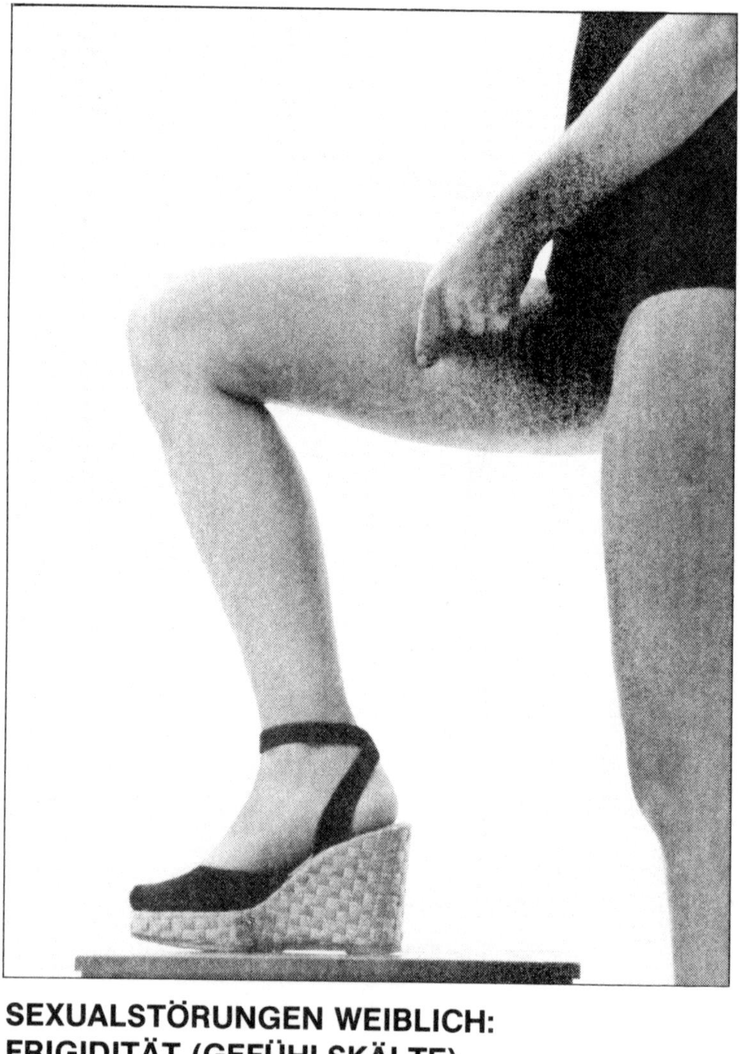

SEXUALSTÖRUNGEN WEIBLICH:
FRIGIDITÄT (GEFÜHLSKÄLTE)

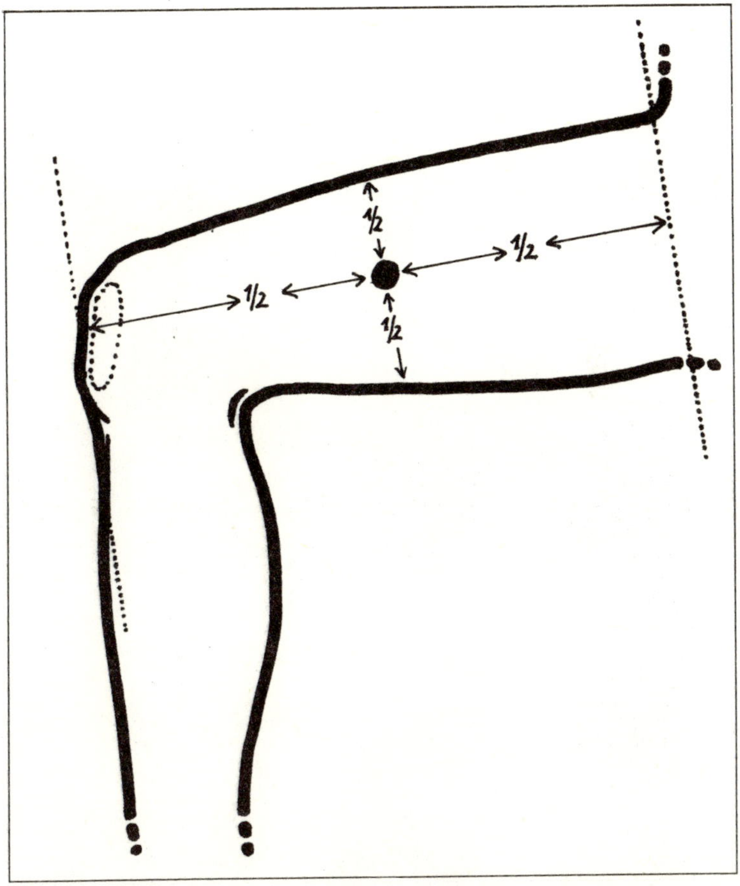

Name des Punktes:	„cli-be“
Qualität:	Spezialpunkt
Beeinflussung:	Wechsel zwischen leichter und kräftiger Pressur; Partnertherapie erwünscht; Ruhelage erforderlich

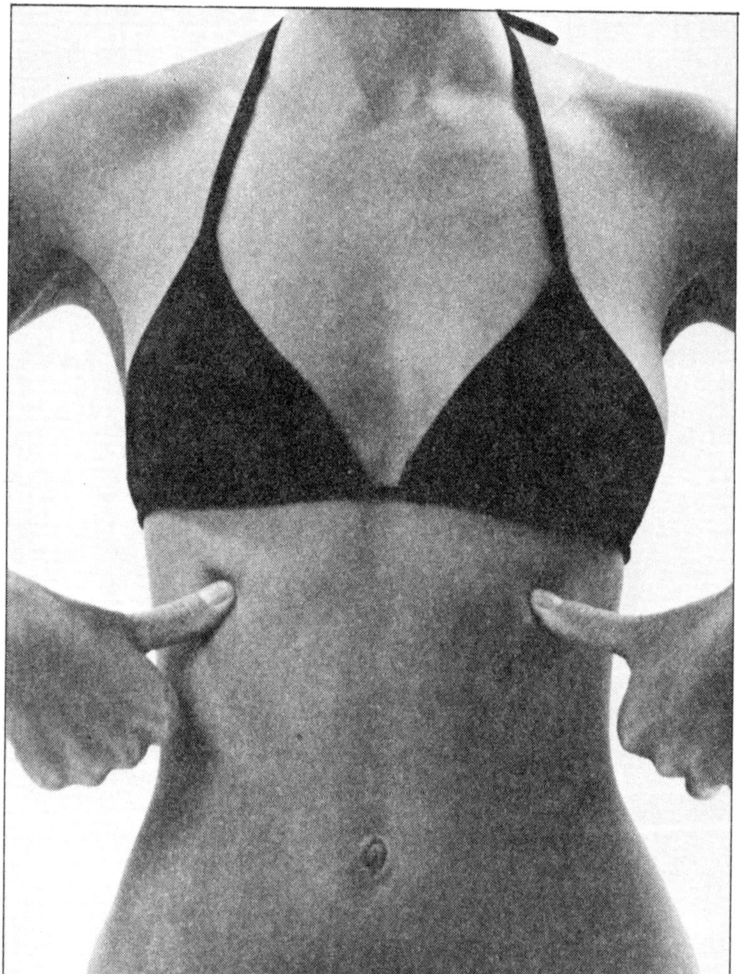

SEXUALSTÖRUNGEN WEIBLICH: SCHEIDENKRAMPF (VAGINISMUS)

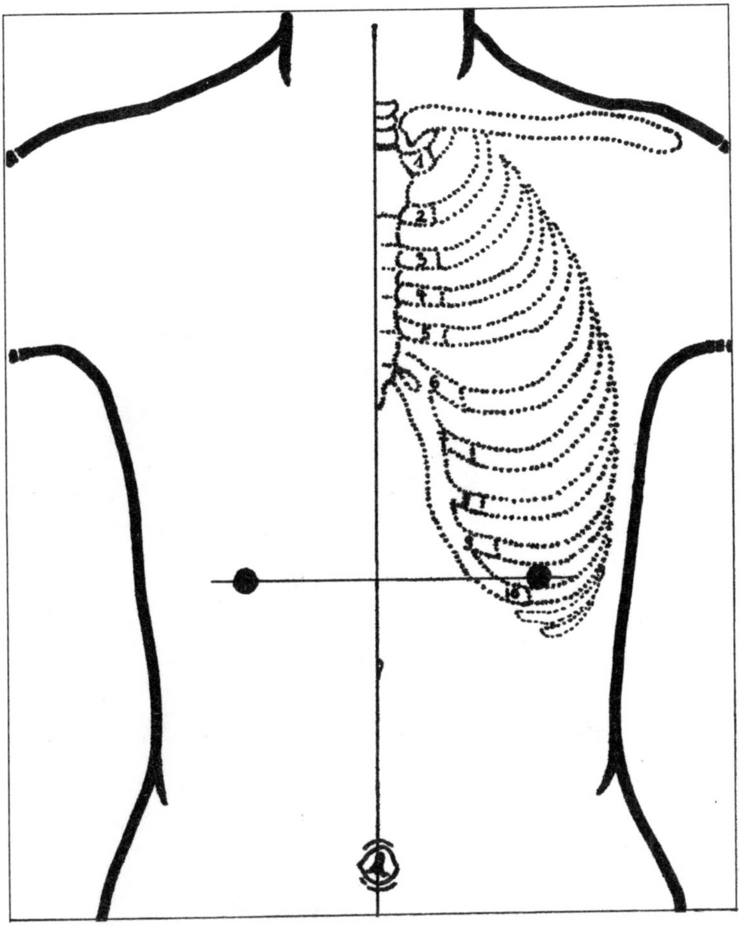

Name des Punktes: „tu-li“
Qualität: Symmetrische Anregungspunkte
Beeinflussung: leichte Akupressur; Dauer beliebig; Ruhelage

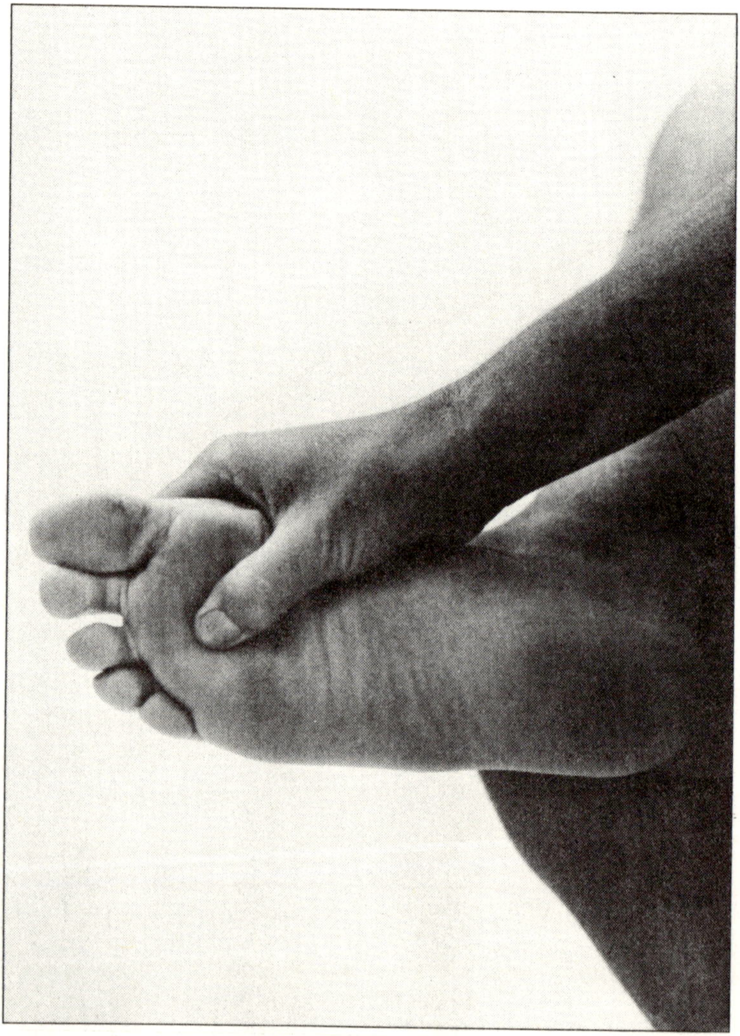

VEGETATIVE DYSTONIE

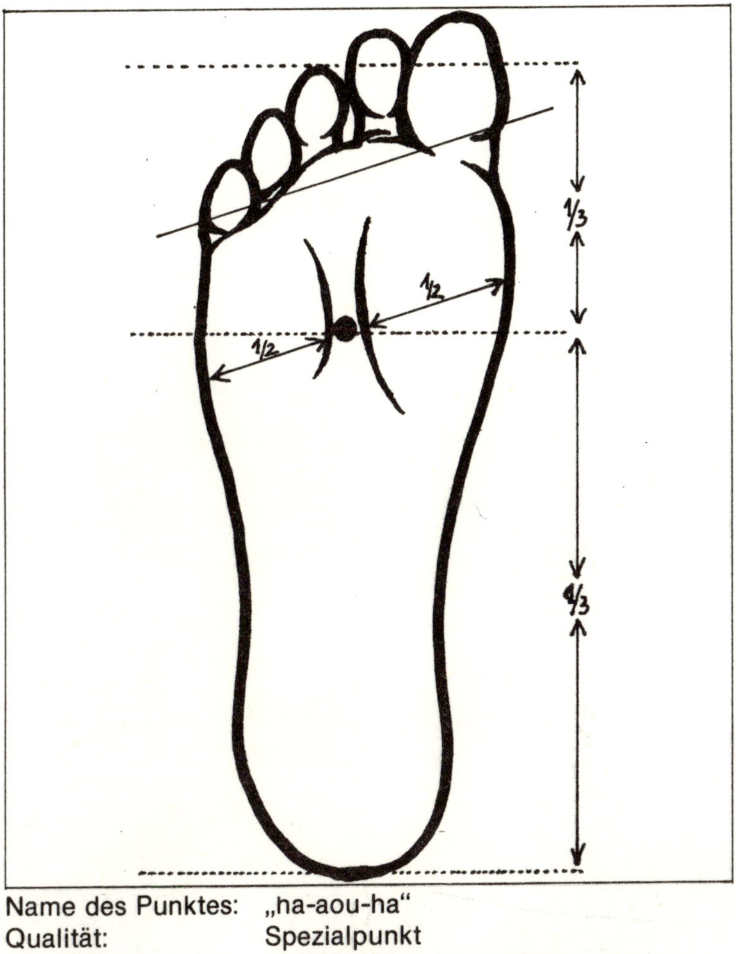

Name des Punktes: „ha-aou-ha“
Qualität: Spezialpunkt
Beeinflussung: mittelkräftige Akupressur morgens und abends über längere Perioden; zusätzliche Flüssigkeitsbeschränkung (s. u. „Durst“) günstig

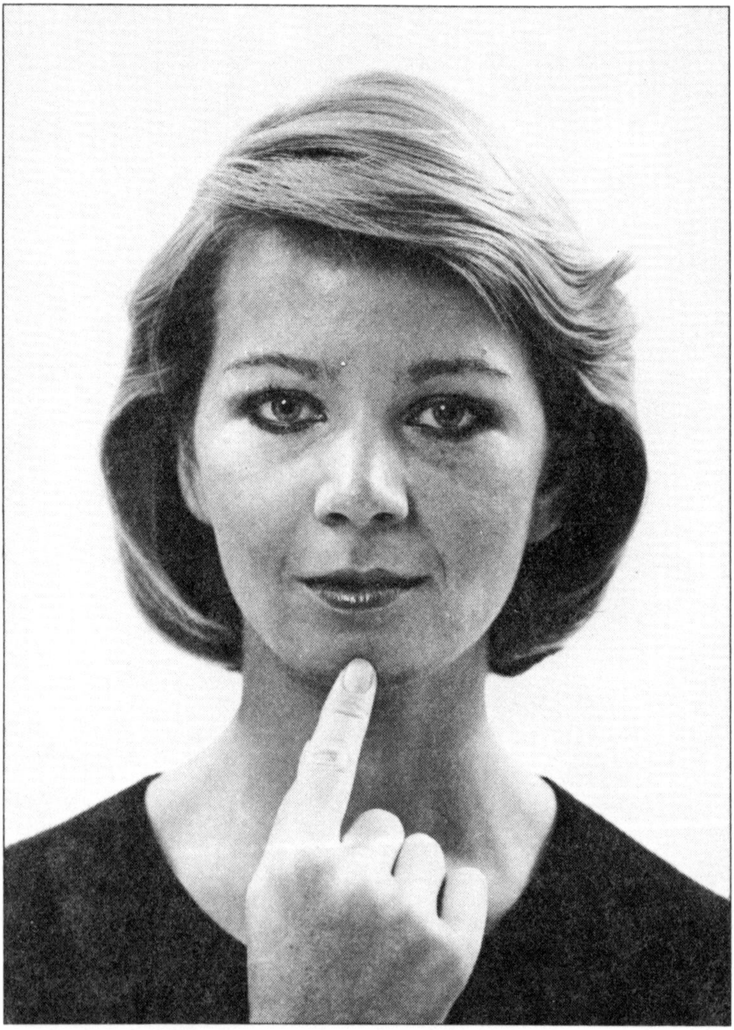

WECHSELJAHR-BESCHWERDEN

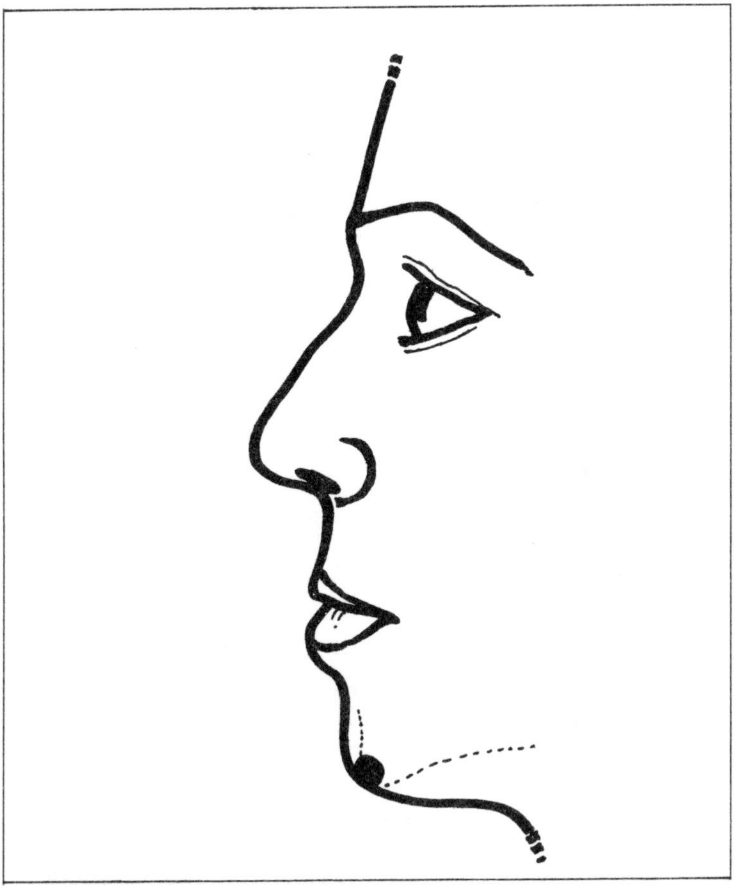

Name des Punktes:	„ta-neal“ oder „jen-mai“
Qualität:	Harmonisierungspunkt
Beeinflussung:	leichte Akupressur; regelmäßig morgens und bei Bedarf; Einhaltung der Ruheregeln

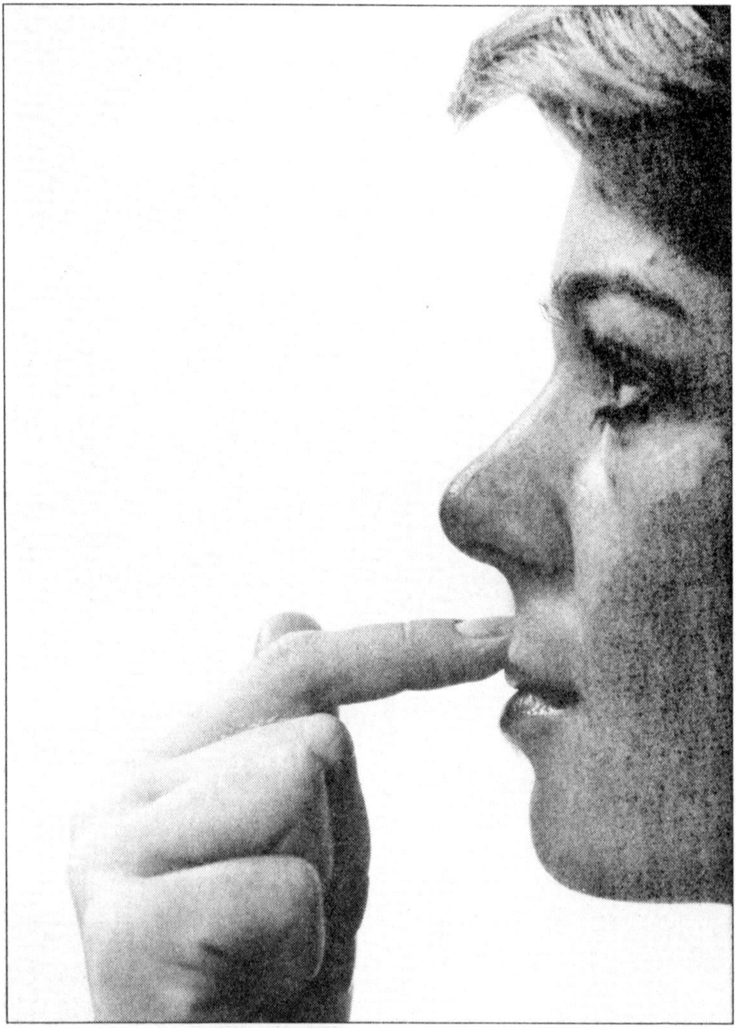

ZAHNSCHMERZEN

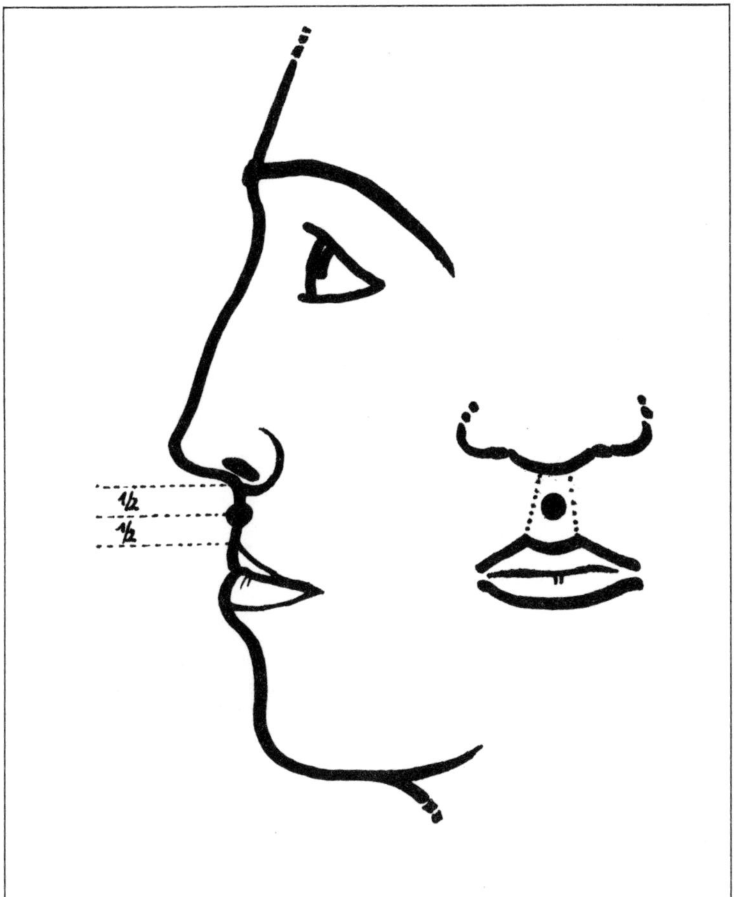

Name des Punktes:	„ho-ba"
Qualität:	Spezialpunkt
Beeinflussung:	kräftige Akupressur mit dem Zeigefingernagel; 10-Sekunden-Rhythmus

Sachregister